Ratgeber Sprech- und Sprachstörungen

Ratgeber Kinder- und Jugendpsychotherapie
Band 18

Ratgeber Sprech- und Sprachstörungen
von Prof. Dr. Waldemar von Suchodoletz

Herausgeber der Reihe:
Prof. Dr. Manfred Döpfner, Prof. Dr. Gerd Lehmkuhl,
Prof. Dr. Franz Petermann

Ratgeber

Sprech- und Sprachstörungen

Informationen für Betroffene, Eltern, Lehrer und Erzieher

von Waldemar von Suchodoletz

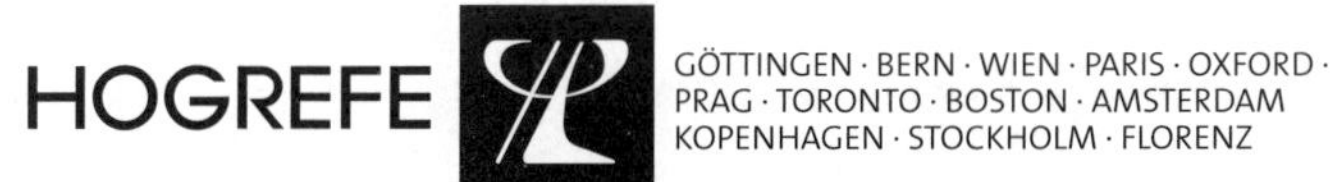
HOGREFE
GÖTTINGEN · BERN · WIEN · PARIS · OXFORD · PRAG · TORONTO · BOSTON · AMSTERDAM KOPENHAGEN · STOCKHOLM · FLORENZ

Prof. Dr. med. Waldemar von Suchodoletz, geb. 1944. 1993–2009 Leiter der Abteilung für Entwicklungsstörungen an der Ludwig-Maximilians-Universität München. Forschungs- und Arbeitsschwerpunkte: Sprachentwicklungs-, Lese-Rechtschreib- und auditive Wahrnehmungsstörungen.

Bibliografische Information der Deutschen Nationalbibliothek
Die Deutsche Nationalbibliothek verzeichnet diese Publikation in der Deutschen Nationalbibliografie; detaillierte bibliografische Daten sind im Internet über http://dnb.dnb.de abrufbar.

Göttingen • Bern • Wien • Paris • Oxford • Prag • Toronto • Boston
Amsterdam • Kopenhagen • Stockholm • Florenz
Merkelstraße 3, 37085 Göttingen

http://www.hogrefe.de
Aktuelle Informationen • Weitere Titel zum Thema • Ergänzende Materialien

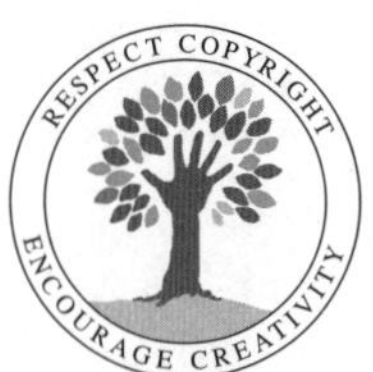

Umschlagabbildungen: © Getty Images, München
Illustrationen: Klaus Gehrmann, Freiburg; www.klausgehrmann.net
Satz: ARThür Grafik-Design & Kunst, Weimar
Gesamtherstellung: Media-Print Informationstechnologie GmbH, Paderborn
Printed in Germany
Auf säurefreiem Papier gedruckt

ISBN 978-3-8017-2231-9

Zielsetzung des Ratgebers

Sprache ist das wichtigste Kommunikationsmittel des Menschen. Sie ermöglicht, Wünsche zu äußern, Fragen zu stellen, Gefühle mitzuteilen, Wissen zu vermitteln und über Generationen weiterzugeben. Über Sprache werden Erfahrungen und Erlebnisse ausgetauscht und der Lernerfolg in der Schule steht mit Sprachkompetenz in enger Beziehung. In Anbetracht dieser zentralen Bedeutung von Sprache wird die Sprachentwicklung eines Kindes von Eltern aufmerksam verfolgt und Sprachauffälligkeiten werden mit Sorge wahrgenommen.

Dieser Ratgeber informiert über wichtige Aspekte des Spracherwerbs, über Besonderheiten bei mehrsprachigem Aufwachsen und über Erscheinungsformen, Ursachen und Förder- bzw. Behandlungsmöglichkeiten bei Sprachstörungen. Er richtet sich vorwiegend an Eltern, aber auch an Lehrer, Erzieher und ältere Kinder bzw. Jugendliche mit Sprachproblemen. Er ist Teil der Reihe „Leitfäden Kinder- und Jugendpsychotherapie", in deren 18. Band für Fachleute der derzeitige Wissensstand über Sprech- und Sprachstörungen dargestellt wird. Der Ratgeber ist eine Ergänzung dieses Bandes. Er soll Eltern und anderen Betreuungspersonen Hinweise geben, wie sie den Spracherwerb eines Kindes unterstützen können, welche sprachlichen Auffälligkeiten einer weiteren Abklärung und einer Behandlung bedürfen und an wen sie sich wenden können, wenn sie Besonderheiten bei der Sprachentwicklung ihres Kindes bemerken.

München, im September 2012 *Waldemar von Suchodoletz*

Inhalt

1 Kennen Sie das?

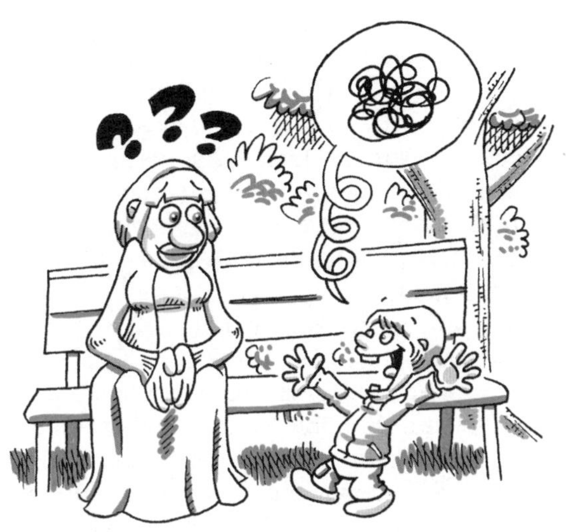

Jonas ist 3½ Jahre alt. Er ist ein fröhlicher und lebhafter Junge mit großem Bewegungsdrang. Am liebsten ist er auf dem Spielplatz, um zu schaukeln, zu klettern und umherzulaufen. Zwischendurch kommt er immer wieder zur Mutter und erzählt ihr etwas. Diese kann aber nur, wenn sie den Zusammenhang kennt, erraten, was er meint. Jonas spricht sehr undeutlich, vertauscht Laute und lässt Silben aus. Viele seiner Wörter sind nicht zu verstehen. Zudem sind seine Sätze unvollständig und grammatisch äußerst fehlerhaft. So berichtet er über das Spiel anderer Kinder: „De läufen alleine weg und des aufsteh, denna auf den Kis, de klettet dahüber, auf de Bausda und data auf de Tis …" Dabei gestikuliert er lebhaft, ohne dass dies zur Verständlichkeit wesentlich beiträgt. Wenn er zu etwas aufgefordert wird, reagiert er meistens richtig. Sein Sprachverständnis scheint somit unbeeinträchtigt zu sein. Ein gemeinsames Spiel gelingt dadurch unkompliziert.

Ines ist kürzlich 6 Jahre alt geworden und die Einschulung steht bevor. Ihre Sprache wirkt aber eher wie die einer Vierjährigen. Wenn sie erzählt, sind ihre Sätze kurz und unvollständig. Durch Auslassungen und zahlreiche grammatische Fehler ist sie nicht immer gleich zu verstehen. Auch ersetzt sie /sch/ durch ein gelispeltes /s/. Fällt ihr ein Wort nicht gleich ein, wiederholt sie Wörter oder Satzteile. Wenn sie ein Bild in einem Bilderbuch beschreibt, hört sich das so an: „Guck mal, psühhh, guck mal, noch was Lustiges. Eine, eine hat, die da hat, hat die Stange, wollte ein Handtuch drangemacht. Ein Rabe geht zu Hühner mit ein, mit ein. Da ist Wasser drin und da fährt ein Siff drin. Da ist eine Fisse drin. Guck mal, einer ist auch noch, noch ein Mädchen …" Trotz ihrer Sprachprobleme kann sie sich anderen Kindern gut verständlich machen. In der Kindergartengruppe wird sie voll akzeptiert.

Maximilian ist 10 Jahre alt. Im Kindergartenalter hatte er erhebliche Sprachauffälligkeiten. Jetzt kann er alle Laute bis auf /s/ und /sch/ richtig aussprechen und grammatische Fehler unterlaufen ihm nur noch selten. Allerdings spricht er etwas undeutlich und verwaschen. Maximilian ist recht wortkarg und antwortet überwiegend mit einzelnen Wörtern oder sehr kurzen Sätzen. Fragen nach seinen Erlebnissen weicht er, wenn dies möglich ist, aus oder beantwortet diese mit Floskeln wie „War gut", „Hat Spaß gemacht", „Gab nichts Besonderes". Beim Erzählen fällt es ihm schwer, Ereignisse folgerichtig zu schildern. Über seinen Handballsport erzählt er: „Wir machen Turniere. Das ist auch schon im Platz, im Fußballplatz. Das ist oft brutal. Wir spielen gegen viele. Aber nicht meine Klasse, mit anderen, mit paar Schulen. Unsere Schule hat ja auch, hm, unsere Klasse, die A-Klasse auch eine. Die können überall sein, wo sie sind. Die können auch in andere Schulen gehen. Wir haben schon viel gemacht …" Derzeit besucht er die vierte Klasse. Obwohl seine Mutter intensiv mit ihm übt, hat er große Probleme beim Lesen und Rechtschreiben. Er liest sehr langsam und stockend und unbekannte Wörter erliest er Silbe für Silbe, ohne diese zu einem Wort zusammenzuziehen. Den Inhalt eines gelesenen Textes kann er kaum wiedergeben. Zudem unterlaufen ihm im Diktat zahlreiche Fehler, insbesondere durch Verwechslungen ähnlich klingender Laute. Inzwischen geht er sehr ungern in die Schule und zu Hause weigert er sich zunehmend, seine Schularbeiten zu erledigen.

Beim siebenjährigen *Tobias* fällt seit dem vierten Lebensjahr ein Stottern auf. Beim Erzählen stockt er nach wenigen Wörtern. Insbesondere bei Wortanfängen dehnt er einzelne Laute und wiederholt Silben. Über seinen Weihnachtswunsch berichtet er: „Iiich hab mir … zuuum Weihnachten ein Flugzeug ge-ge-ge-gewünscht. Das ist so ggggroß. Das muss man mmmmit Gummi zusammenbauen. Wwwwwwenn ich loooslasse … da-da-dann fliegt es von aaaalleine …" Die Anstrengung beim Sprechen ist ihm anzusehen. Stockt er, so blickt er nach unten, runzelt die Stirn und bewegt die Schultern. Aus seinem Verhalten wird deutlich, dass er gerne über seinen Weihnachtswunsch berichten möchte, ihm aber seine Schwierigkeiten beim Erzählen bewusst und sehr unangenehm sind.

2 Wie lernen Kinder Sprache?

Sprache ist ein äußerst komplexes, aus mehreren Strukturebenen bestehendes System. Aus nur wenigen Lauten – im Deutschen sind es 40 Laute – können tausende Wörter und aus diesen unendlich viele Sätze gebildet werden (Abb. 1). Beim Erlernen von Sprache entnehmen Kinder aus dem, was die Eltern ihnen sagen, welche Bedeutung die einzelnen Wörter haben und nach welchen Regeln in ihrer Muttersprache Laute zu Wörtern, Wörter zu Sätzen und Sätze zu Erzählungen kombiniert werden. Kinder sprechen nicht einfach das Gehörte nach. Sie erlernen keine starren Satzmuster, sondern die Gesetzmäßigkeiten ihrer Muttersprache. Dadurch ist ihre Sprache kreativ und schon im Kleinkindalter bilden sie neue, nie gehörte Sätze.

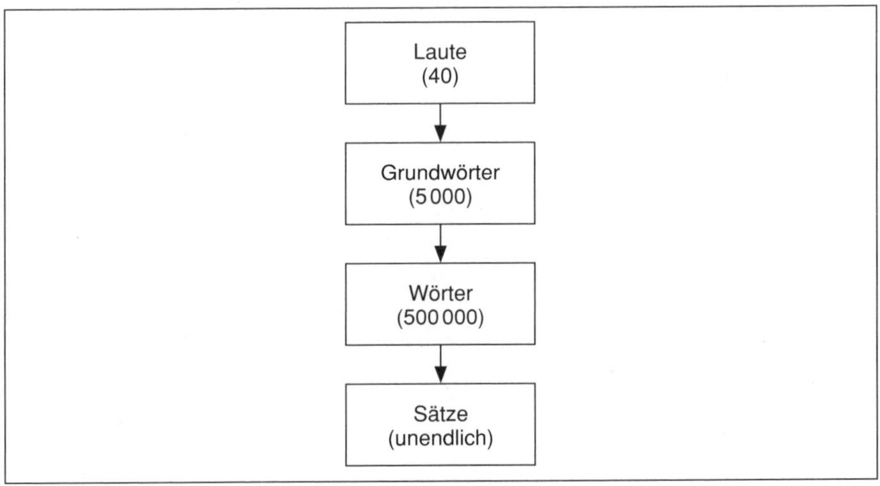

Abbildung 1:
Strukturebenen der Sprache
(Anzahl der einzelnen Bausteine in der deutschen Sprache in Klammern)

Sprachregeln sind kompliziert und können aus der üblichen Erwachsenensprache nur schwer entnommen werden. Eltern sprechen mit ihren Kindern aber nicht wie üblich, sondern unbewusst in besonderer Weise, dem Mutterischen. Sie passen die Länge und Komplexität ihrer Sätze dem Sprachniveau ihres Kindes an, sprechen überdeutlich in hoher Tonlage, wiederholen ihre Äußerungen mehrfach mit leichten Veränderungen und betonen wichtige Wörter. Schon Kindergartenkinder verfallen ins Mutterische, wenn sie mit Jüngeren sprechen.

Motor für den Spracherwerb ist ein angeborenes Bedürfnis nach Kommunikation. Gesunde Kinder können gar nicht anders, als Sprache zu erlernen. Wie schnell und wie gut dies gelingt, hängt zum einen von ihrer Sprachbegabung, die angeboren ist, und zum anderen von der Menge und Güte der Sprachanregungen durch das Umfeld ab. Manchen Kindern fällt der Spracherwerb schwerer als anderen und somit unterscheidet sich die Geschwindigkeit des Spracherwerbs von Kind zu Kind.

Die Sprachentwicklung beginnt nicht erst am Ende der Säuglingszeit mit dem Verstehen und Sprechen erster Wörter. Wichtige Vorläuferfertigkeiten werden bereits im Mutterleib und im ersten Lebensjahr erworben. Schon ein Neugeborenes kann Sprachlaute von anderen Geräuschen, das Klangbild der Mutter von dem anderer Sprecher und die Sprachmelodie der Muttersprache von der anderer Sprachen unterscheiden. Die Reihenfolge des Erwerbs der vorsprachlichen und der ersten sprachlichen Fähigkeiten ist bei allen Kindern relativ gleich. In den ersten Wochen teilt ein Kind Hunger und Unwohlsein mit Schreien mit. Mit etwa drei Monaten äußert es sich bei Wohlbefinden mit gurrenden Lauten. Mit etwa sechs Monaten beginnen Kinder, Sprachlaute und andere Geräusche nachzuahmen und Konsonant-Vokal-Silben („ba“, „ma“ usw.) zu bilden. Diese werden bald zu Silbenketten („bababa“, „mama“, „daba“ usw.) verbunden, deren Klangfarbe sich der Sprachmelodie der Muttersprache zunehmend annähert (kanonisches Lallen).

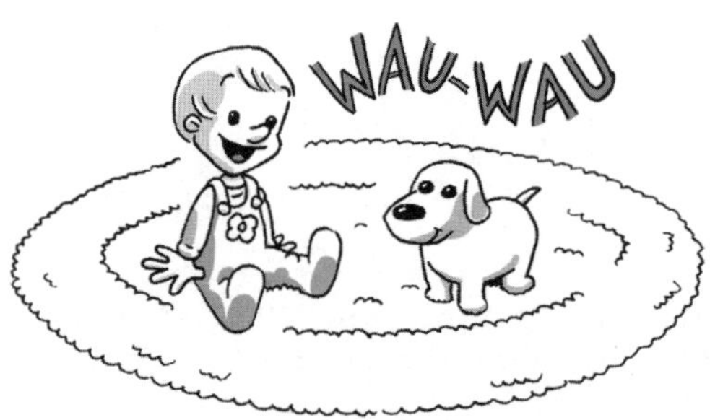

Am Ende des ersten Lebensjahres verstehen und sprechen die meisten Kinder erste Wörter. Sie produzieren anfangs Nachahmungen von Alltagsgeräuschen („wau-wau“) und einsilbige oder vereinfachte Wörter. Unbetonte Silben werden ausgelassen und schwierig auszusprechende Laute und Lautverbindungen durch einfachere ersetzt. Die Kinder sagen „Nane“ statt „Banane“, „Bot“ statt „Brot“ und „Nuller“ statt „Schnuller“. Nach einem Stadium von Einwortäußerungen folgen mit etwa 18 Monaten Zweiwort- und schließlich Mehrwortsätze von zunehmender

Komplexität. Die Kinder verstehen deutlich mehr, als sie selbst sprechen. Das Sprachverständnis ist somit weiter entwickelt als die Sprachproduktion. Eine detaillierte Beschreibung der einzelnen Stufen des Spracherwerbs von der Geburt bis zum Vorschulalter finden Sie auf der Homepage des Deutschen Bundesverbandes für Logopädie unter der Rubrik „Für Eltern“ (http://www.dbl-ev.de).

Die wesentlichsten Schritte des Spracherwerbs erfolgen in den ersten vier Lebensjahren. In dieser Zeit werden außer den Zischlauten alle Laute und Lautverbindungen erworben. Mit vier Jahren kann ein Kind Haupt- und Nebensätze bilden und versteht einfache Erzählungen. In den folgenden Jahren verfeinern sich die sprachlichen Fähigkeiten. Mit etwa zehn Jahren ist der Laut- und Grammatikerwerb weitgehend abgeschlossen. Andere Sprachbereiche, wie der Wortschatz, die Geschicklichkeit beim Erzählen und die Fähigkeit zur Gesprächsführung, erweitern und verbessern sich bei entsprechender Anregung und Übung lebenslang.

Grundprinzipien der Sprachentwicklung:

- Gesetzmäßige Reihenfolge der ersten Schritte des Spracherwerbs: Schreien → Gurren/Lallen → Protowörter → Wörter → Einwortäußerungen → Zweiwortäußerungen → Mehrwortäußerungen → Erzählungen
- Große Unterschiede zwischen den Kindern hinsichtlich des Zeitpunkts des Erreichens der einzelnen Meilensteine

3 Gibt es Besonderheiten bei mehrsprachigem Aufwachsen?

Eltern sind oft unsicher, ob sie ihr Kind ein- oder mehrsprachig aufwachsen lassen sollen und wie eine mehrsprachige Erziehung am besten zu gestalten ist. Unumstritten ist, dass Kinder in der Lage sind, gleichzeitig zwei und mehr Sprachen zu erlernen, und dass eine mehrsprachige Erziehung einem Kind nicht schadet. Mehrsprachigkeit ist in mancher Hinsicht eher von Vorteil. Das Sprachgefühl wird gefördert und für die spätere Berufstätigkeit eröffnen sich neue Möglichkeiten. Mehrsprachigkeit ist aber keine für immer erworbene Fähigkeit. Insbesondere in den ersten Lebensjahren geht Mehrsprachigkeit verloren, wenn der Kontakt zu einer Sprache abreißt. Erst ab dem Alter von 8 bis 10 Jahren sind Sprachen soweit gefestigt, dass ein relativ geringer Kontakt zu einer Sprache ausreicht, um diese zu erhalten.

Der Spracherwerb zeigt bei mehrsprachig aufwachsenden Kindern einige Besonderheiten. Die Kinder erreichen einzelne Schritte des Spracherwerbs etwas später als einsprachig aufwachsende. Sie holen den Rückstand aber bald auf. Eine mehrsprachige Erziehung ist nicht die Ursache für Sprachentwicklungsstörungen und sie beeinflusst nicht den Verlauf bei sprachentwicklungsgestörten Kindern. Wenn bei einem Kind Auffälligkeiten in der Sprachentwicklung auftreten, ist es deshalb nicht notwendig, von einer zweisprachigen auf eine einsprachige Erziehung überzugehen.

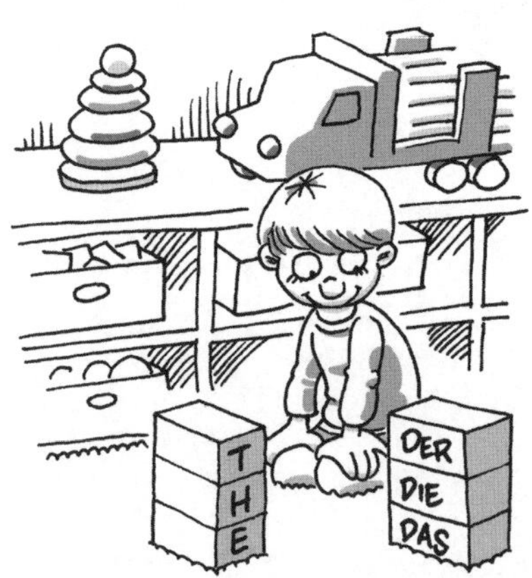

Eine mehrsprachige Erziehung können Sie gleich von Anfang an beginnen (simultaner Mehrspracherwerb) oder erst im Kindergartenalter, wenn Ihr Kind die wichtigsten Bausteine seiner Muttersprache erworben hat (sukzessiver Mehrspracherwerb). Mit beiden Vorgehensweisen kann perfekte Mehrsprachigkeit gelingen. Dies wird aber nur der Fall sein, wenn Ihr Kind zu allen Sprachen einen intensiven Kontakt hat und diese Sprachen über einen langen Zeitraum nicht nur hört, sondern auch selbst spricht. Fremdsprachige Fernsehsendungen reichen zum Spracherwerb bei weitem nicht aus. Wenn Ihr Kind die Umgebungssprache im Kindergarten erlernt, dann ist ein regelmäßiger Besuch der Kindereinrichtung über zwei bis fünf Jahre erforderlich, bis es die neue Sprache ausreichend sicher beherrscht.

Merke: Hinweise zur mehrsprachigen Erziehung

- Mehrsprachige Erziehung überfordert ein Kind nicht.
- Mehrsprachigkeit wird nur erreicht, wenn ein Kind alle Sprachen intensiv und über einen langen Zeitraum hört und benutzt.
- Sprachenmischung ist kein Zeichen für eine gestörte Sprachentwicklung, sondern ein normales, mehr oder weniger lange anhaltendes Durchgangsstadium.
- Hat ein Kind eine Sprachentwicklungsstörung, ist eine mehrsprachige Erziehung nicht die Ursache.
- Eltern sollten ihrem Kind gute Sprachvorbilder bieten und deshalb mit ihm in ihrer Muttersprache sprechen.
- In der Familie sollten klare Regeln vereinbart werden, in welchen Situationen welche Sprache benutzt wird.
- Eltern sollten vermeiden, während eines Gesprächs die Sprache zu wechseln.
- Die Umgebungssprache gut zu beherrschen ist für die Entwicklungschancen eines Kindes von entscheidender Bedeutung. Ein Kind sollte deshalb frühzeitig (spätestens zwei Jahre vor Schuleintritt), täglich über mehrere Stunden Möglichkeiten zur Kommunikation in der Umgebungssprache haben. Ein Kinderkrippen-/Kindergarten-Besuch bietet dazu die beste Möglichkeit.
- Eltern sollten ihrem Kind ihre Wertschätzung sowohl für ihre Muttersprache als auch für die deutsche Sprache vermitteln.

Für Eltern mit nicht deutscher Muttersprache sind Hinweise zur mehrsprachigen Erziehung in zahlreichen Sprachen im Internet abrufbar (siehe unter http://www.kinderaerztliche-praxis.de/merkblaetter).

Ob ein Kind fließend mehrsprachig wird, hängt von zahlreichen Faktoren ab, wie der Intensität des Kontakts zu den Sprachen, der Wertschätzung der Sprachen durch das Umfeld sowie der Sprachbegabung und Motivation des Kindes. Perfekte Mehrsprachigkeit ist eher die Ausnahme als die Regel. Viele mehrsprachig aufwachsende Kinder beherrschen im Erwachsenenalter die Umgebungssprache sehr gut, nicht aber die Sprache, die nur von einer Minderheit gesprochen wird, auch wenn dies ihre Muttersprache ist (dominante Mehrsprachigkeit). Um gute Fähigkeiten in der Muttersprache zu erhalten, reicht es nicht aus, wenn diese in der Familie gesprochen wird. Zusätzliche Sprachmöglichkeiten im außerfamiliären Bereich müssen gegeben sein.

Einflussfaktoren auf den Erfolg eines Mehrspracherwerbs
• Menge und Güte der Sprachanregung • Sprachbegabung und Motivation des Kindes • Wertschätzung der Sprachen durch das Umfeld

Ausgeprägte Dialekte stellen an Kinder ähnliche Anforderungen wie eine Zweitsprache. Dialekte sind vollwertige Sprachen. Sie schaffen Zusammenhalt und stärken die Verbundenheit zur Region. Einen Dialekt zu sprechen, ist deshalb durchaus erstrebenswert. Andererseits wird im Berufsleben meistens die Benutzung der Standardsprache erwartet. Wenn in Ihrer Umgebung Dialekt gesprochen wird, dann lassen Sie Ihr Kind frühzeitig „zweisprachig" aufwachsen mit dem Dialekt und der deutschen Hochsprache. Damit Ihr Kind später beide Varianten des Deutschen perfekt beherrscht, muss es diese häufig hören und selbst sprechen.

4 Wann verläuft die Sprachentwicklung normal und wann auffällig?

Es gibt keine scharfe Grenze zwischen unauffälligem und gestörtem Spracherwerb. Der Übergang ist fließend und insbesondere bei sehr jungen Kindern ist es nicht immer leicht, zwischen ungestörter und gestörter Sprachentwicklung zu unterscheiden.

Die Reihenfolge des Erwerbs der einzelnen Schritte der Sprachentwicklung ist zu Beginn bei allen Kindern relativ gleich, nicht aber die Zeitpunkte, zu denen diese bewältigt werden. Manche Kinder fangen sehr früh an zu sprechen und andere wesentlich später. So werden die ersten drei Wörter von den schnellsten 10 % vor dem 11. Monat und von den langsamsten 10 % nach dem 22. Monat gesprochen. Jungen erreichen die Meilensteine der Sprachentwicklung später als Mädchen. Zudem ist der Verlauf von Kind zu Kind unterschiedlich. Einige Kinder zeigen einen gleichmäßigen Zuwachs sprachlicher Fähigkeiten, während bei anderen Entwicklungssprünge mit Phasen des Stillstands abwechseln.

Wenn Ihr Kind in den ersten Lebensjahren etwas weniger und unbeholfener spricht als Gleichaltrige, dann ist dies nicht unbedingt ein Zeichen für eine Sprachstörung. Insbesondere in den ersten beiden Lebensjahren sind erhebliche Unterschiede in der Geschwindigkeit und dem Verlauf des Spracherwerbs normal. Nur wenn der Entwicklungsrückstand erheblich ist, wichtige Meilensteine der Sprachentwicklung wesentlich später als erwartet erreicht werden oder wenn Entwicklungsauffälligkeiten auch in anderen Bereichen zu beobachten sind, ist dies als Hinweis auf eine Spracherwerbsstörung zu werten und Anlass zu einer genaueren Abklärung.

Hinweise auf eine auffällige Sprachentwicklung können sein, wenn Ihr Kind
• mit ½ Jahr verstummt und aufhört, zu gurren und Laute zu bilden, • mit 1 Jahr noch kein mehrsilbiges Lallen zeigt („dada“, „mama“, „paba“), • mit 2 Jahren nur wenige Wörter spricht und keine Wortverbindungen bildet („Mama da“, „Auto weg“), • mit 3 Jahren keine kleinen Sätze bildet und die Sprache unverständlich ist,

- mit 4 Jahren mehrere Laute falsch bildet und der Satzbau sehr fehlerhaft ist,
- mit 5 Jahren noch nicht alle Laute richtig bildet oder viele grammatische Fehler macht.

Im Vergleich zu Auffälligkeiten in der aktiven Sprache sind Probleme beim Sprachverständnis deutlich schwerer zu erkennen. Auch wenn ein Kind sprachliche Aussagen kaum versteht, kann es sein, dass es bei Aufforderungen überwiegend richtig reagiert. Es errät den Inhalt des Gesagten aus der Situation heraus, aus dem Tonfall, der Mimik und der Gestik. So entsteht leicht der Eindruck, es verstünde alles und höre nur nicht richtig zu. Wenn Sie zum Beispiel Ihr Kind bitten, Ihnen den Ball zu geben, und dabei die Hand ausstrecken und auf den Ball schauen, dann wird Ihr Kind Ihnen den Ball bringen, auch wenn es die sprachliche Aufforderung nicht verstanden hat. Eine Beurteilung des Sprachverständnisses ist nur möglich, wenn keine Zusatzinformationen durch Körpersprache oder die allgemeine Situation gegeben werden.

Hinweise auf Sprachverständnisstörungen können sein,

wenn Ihr Kind
- bei Gesprächen schnell abgelenkt und unaufmerksam reagiert,
- wenig Freude am Vorlesen hat,
- Aufforderungen oft falsch versteht,
- auffallend häufig wörtlich wiederholt, was Sie gesagt haben,
- auffallend häufig mit „ja“ antwortet;

oder wenn Sie
- möglichst einfach sprechen müssen, damit Ihr Kind Sie versteht,
- möglichst immer wieder die gleichen Wörter und Formulierungen benutzen müssen, damit es nicht zu Missverständnissen kommt.

Die soeben beschriebenen Verhaltensbesonderheiten sind aber unspezifisch und kein Beweis für Sprachverständnisstörungen. Sie können auch ganz andere Gründe, wie zum Beispiel eine allgemeine Entwicklungsverzögerung oder Schwächen bei der Konzentrationsfähigkeit, haben. Wenn Sie bei Ihrem Kind ein solches Verhalten beobachten, dann sollten Sie dies mit Ihrem Kinderarzt besprechen und genauer abklären lassen.

Ähnlich fließend wie der Übergang zwischen einem normalen und einem verzögerten Spracherwerb ist der Übergang zwischen normalen Redeflussunterbrechungen und Stottern. Unterbrechungen beim Sprechen sind üblich. Wir alle legen nach drei bis fünf Wörtern eine Pause ein, um den nächsten Gedanken vorzubereiten oder um die Struktur des Gesagten zu verdeutlichen. Brauchen wir zur Vorbereitung des nächsten Satzteils zu lange, dann füllen wir die Pause mit Wiederholungen, Verzögerungslauten („äh“, „hm“) oder Floskeln („wie bekannt“, „wie ich schon sagte“) aus. Kleinkinder benutzen dazu vorwiegend Wiederholungen. Im Alter von etwa drei Jahren wird von fast allen Kindern eine Phase mit häufigen Wiederholungen durchlaufen. Diese wird als Zeit alterstypischer Sprechunflüssigkeiten bezeichnet. Eine Abgrenzung von einem beginnenden Stottern kann in diesem Alter schwierig sein.

Für normale Sprechunflüssigkeiten und gegen ein Stottern spricht, wenn

- längere Wörter und Satzteile und nicht Laute oder Silben wiederholt werden,
- Sprechunterbrechungen nicht mit Anstrengungen, Mitbewegungen oder Atemunregelmäßigkeiten einhergehen,
- Dehnungen kürzer als eine Sekunde sind und
- Sprechunterbrechungen nicht mit einem Abbruch des Blickkontaktes oder des Sprechens verbunden sind.

Wenn Sie sich Sorgen machen, weil die Redeflussunterbrechungen bei Ihrem Kind sehr häufig auftreten oder von ungewöhnlicher Art sind, diese bereits länger als ein halbes Jahr anhalten oder weil Stottern in der Familie bekannt ist, dann sollten Sie sich von Ihrem Kinderarzt beraten lassen. Dieser wird gegebenenfalls eine genauere Abklärung durch einen Sprachtherapeuten veranlassen.

5 Welche Sprech- und Sprachstörungen gibt es?

Sprech- und Sprachstörung ist ein Oberbegriff für zahlreiche, ganz unterschiedliche Sprachauffälligkeiten. Diese treten entweder umschrieben oder als Teil einer umfassenderen Beeinträchtigung auf.

Sprachstörungen sind durch Einschränkungen bei der Umsetzung eines Gedankens in einen Sprachentwurf gekennzeichnet. Je nachdem, welche Sprachebene betroffen ist, wird zwischen Lautbildungsstörungen, Wortschatzmängeln, Grammatikproblemen (Dysgrammatismus) und Schwierigkeiten bei der Gestaltung von Gesprächssituationen (pragmatische Störung) unterschieden. Auf allen Ebenen können Schwächen sowohl bei der Sprachproduktion als auch beim Sprachverständnis auftreten.

Bei *Sprechstörungen* bestehen Probleme bei der Umsetzung eines Sprachentwurfs in hörbare Sprache.

Aus der Vielzahl der Störungsvarianten ergibt sich eine große Anzahl von Störungsbildern und Einteilungsmöglichkeiten. Eine Einigung über die sinnvollste Kategorisierung konnte bislang nicht erzielt werden. Sprachtherapeuten, Ärzte und Linguisten benutzen unterschiedliche Klassifikationsschemata, in denen Sprech- und Sprachstörungen nach jeweils anderen Gesichtspunkten unterteilt und gleiche Störungsbilder oft unterschiedlich bezeichnet werden. Die Situation ist dadurch für Eltern verwirrend. Die in Tabelle 1 dargestellte Einteilung ist eine von mehreren Möglichkeiten.

Tabelle 1:
Einteilung von Sprech- und Sprachstörungen

Sprachstörungen	– Umschriebene Sprachentwicklungsstörungen – Sekundäre Sprachentwicklungsstörungen – Aphasien – Mutismus
Sprechstörungen	– Stottern – Poltern – Artikulationsstörungen – Stimmstörungen

5.1 Umschriebene Sprachentwicklungsstörungen

Umschriebene Sprachentwicklungsstörungen sind im Kindesalter die häufigste Form von Sprachstörungen. Etwa 7 % aller Kinder, insbesondere Jungen, sind betroffen. Umschrieben werden diese Sprachstörungen genannt, weil Entwicklungsauffälligkeiten nur den Spracherwerb betreffen und die sonstige Entwicklung altersgerecht erfolgt. Im Gegensatz zu sekundären Sprachentwicklungsstörungen lässt sich für die Sprachauffälligkeiten keine eindeutige Ursache finden. Die Kinder können ausreichend hören, ihre allgemeinen geistigen Fähigkeiten liegen im Durchschnittsbereich, im Elternhaus erhalten sie eine ausreichende Sprachanregung und neurologische oder psychiatrische Erkrankungen, welche die Spracherwerbsprobleme erklären könnten, sind nicht nachweisbar. Alle Voraussetzungen für einen regelrechten Spracherwerb scheinen also gegeben zu sein und doch verläuft die sprachliche Entwicklung nicht altersentsprechend.

Charakteristisch für Sprachentwicklungsstörungen ist, dass die betroffenen Kinder Sprache deutlich langsamer und mühsamer als der Durchschnitt erlernen und damit ihre sprachlichen Fähigkeiten nicht der Alterserwartung entsprechen. Bei einigen sind nur einzelne Sprachbereiche betroffen, bei anderen mehrere. Manche Kinder haben nur Probleme beim Erwerb des Lautsystems. Sie lassen länger als üblich Laute aus oder ersetzen einzelne Laute durch andere. Sie sagen lange „Bücke“ statt „Brücke“ oder „Tatze“ statt „Katze“. Andere Kinder haben besondere Mühe, grammatische Regeln oder neue Wörter zu erlernen. Bei wieder anderen stehen Schwierigkeiten bei der Verwendung von Sprache im Vordergrund, so dass sie sich nur unbeholfen mitteilen, Wünsche äußern und über Erlebtes berichten können. Bei einigen

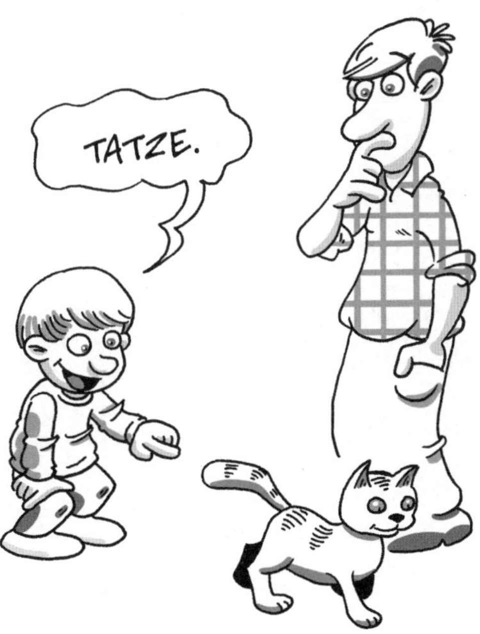

Kindern ist nur das eigene Sprechen, die Sprachproduktion, betroffen, bei anderen auch das Sprachverständnis. Sprachverständnisprobleme bedeutet auf der Lautebene, dass die Kinder den Unterschied zwischen einzelnen Lauten nicht heraushören können, z. B. zwischen „s" und „sch" oder „d" und „t". Auf der Wortebene sind Verständnisstörungen dadurch gekennzeichnet, dass den Kindern die Bedeutung geläufiger Wörter nur ungenau oder gar nicht bewusst ist, und auf der Satzebene, dass sie bestimmte grammatische Strukturen nicht oder falsch verstehen, z. B. Vergangenheitsformen oder Verneinungen. Dadurch kommt es zu Missverständnissen und Fehlreaktionen.

Je nachdem, welche Sprachebenen betroffen sind, wird zwischen unterschiedlichen Formen von umschriebenen Sprachentwicklungsstörungen unterschieden (vgl. Tab. 2). Je komplexer die Sprachauffälligkeiten sind, umso höher ist die Wahrscheinlichkeit, dass die Entwicklung des Kindes langfristig beeinträchtigt verläuft und umso früher sollten eine genauere Untersuchung und Behandlung eingeleitet werden.

Tabelle 2:
Einteilung umschriebener Sprachentwicklungsstörungen

Untergruppe	Sprachauffälligkeit
Stammeln (Phonologische Störung, umschriebene Artikulationsstörung)	Lautbildungs- und Lautdifferenzierungsschwächen ohne weitere Sprachauffälligkeiten
Expressive Sprachentwicklungsstörung	Dysgrammatismus ohne Sprachverständnisstörung oft verbunden mit Lautbildungsstörungen und Wortschatzmängeln
Rezeptive Sprachentwicklungsstörung	Dysgrammatismus und Sprachverständnisstörung oft verbunden mit Lautbildungsstörungen und Wortschatzmängeln

In den ersten drei Lebensjahren lässt sich eine umschriebene Sprachentwicklungsstörung nur in Ausnahmefällen ausreichend sicher feststellen. Die normalen Unterschiede der Sprachentwicklung sind bei sehr jungen Kindern so groß, dass sich gestörte Entwicklungen nicht mit ausreichender Sicherheit von einer zwar langsamen, aber noch normalen Entwicklung abgrenzen lassen. Deshalb werden Spracherwerbsauffälligkeiten in den ersten drei Lebensjahren nicht als Störungen, sondern unspezifischer als *Sprachentwicklungsverzögerungen* bezeichnet. Typische Zeichen einer Sprachentwicklungsverzögerung sind im Säuglingsalter ein vermindertes und verspätet auftretendes Lallen, im zweiten Lebensjahr ein eingeschränkter Wortschatz und im dritten ein Sprechen in Ein- und Zweiwortsätzen. Insbesondere in den ersten beiden Lebensjahren sind Sprachverzögerungen, solange keine Hörstörungen bestehen und sich das Kind ansonsten altersentsprechend entwickelt, kein Grund zur Sorge. Erst ab dem Alter von etwa zwei Jahren ist eine umschriebene Sprachentwicklungsverzögerung ein Hinweis auf eine möglicherweise längerfristig anhaltende Sprachbeeinträchtigung und sollte Anlass zu weiteren Untersuchungen sein.

Zu Beginn des *Kindergartenalters* ist für Sprachentwicklungsstörungen typisch, dass Wörter ausgelassen werden und der Satzbau nicht den Regeln entspricht. Das Kind sagt z. B. „Da Auto fährt“ statt „Da fährt ein Auto“ oder „Mama einkaufen“ statt „Mama kauft ein“.

Im *Vorschulalter* stehen Fehler bei Wortableitungen im Vordergrund. Zum Beispiel werden Mehrzahl und Vergangenheitsformen falsch gebildet („Stuhls“ statt „Stühle“, „Papa gelauft“ statt „Papa ist gelaufen“) und Haupt- und Tätigkeitswörter werden nicht den Regeln entsprechend verändert („Jörg war gespringt“, „Die Puppe sitzt auf das Bett“).

Im *Schulalter* besteht nicht selten der Eindruck, dass sich die Störung „ausgewachsen“ hat. Das Kind spricht in kurzen, aber grammatisch weitgehend korrekten Sätzen. Bei höheren sprachlichen Anforderungen wird aber deutlich, dass die Sprachfähigkeiten hinter der Alterserwartung zurückliegen. Komplexere grammatische Strukturen oder längere zusammengesetzte Sätze kann das Kind nicht bilden und Erzählungen über Erlebtes sind unzusammenhängend und ohne Vorkenntnisse kaum nachvollziehbar. Unauffällig ist die Spontansprache, da sich das Kind an seine sprachlichen Einschränkungen angepasst hat. Es vermeidet nicht gekonnte grammatische Formen und geht sprachlichen Anforderungen aus dem Weg. Auf Fragen nach Erlebnissen in der Schule antwortet es z. B. mit „War gut“ oder „Na wie immer“ und lässt sich nicht auf eine ausführlichere Schilderung ein. Oft sind auch noch im Jugend- und Erwachsenenalter eine unbeholfene Sprachbenutzung, ein geringer Wortschatz und Einschränkungen bei der Mitteilung komplizierterer Sachverhalte zu beobachten (vgl. Tab. 3).

Tabelle 3:
Altersabhängigkeit von Sprachauffälligkeiten bei Kindern mit umschriebenen Sprachentwicklungsbeeinträchtigungen

<table>
<tr><td rowspan="3">Sprach-entwicklungs-verzögerung</td><td>1. Lebensjahr</td><td>verspätetes und vermindertes Lallen</td></tr>
<tr><td>2. Lebensjahr</td><td>Verminderter Wortschatz</td></tr>
<tr><td>3. Lebensjahr</td><td>Verminderte Äußerungslänge</td></tr>
<tr><td rowspan="3">Sprach-entwicklungs-störung</td><td>4. bis 6. Lebensjahr</td><td>Fehler bei der Grammatik (Satzbau, Bildung von Mehrzahl, Vergangenheitsformen usw.)</td></tr>
<tr><td>Schulalter</td><td>Kurze, einfache Sätze; Probleme beim Erzählen</td></tr>
<tr><td>Jugend- und Erwachsenenalter</td><td>Probleme bei komplexen grammatischen Strukturen, Redewendungen mit übertragener Bedeutung, Doppeldeutigkeiten und Ironie</td></tr>
</table>

Die Beeinträchtigungen sprachentwicklungsgestörter Kinder sind allerdings nicht ganz so umschrieben, wie die Bezeichnung vermuten lässt. Jedes zweite Kind hat zusätzlich *motorische Entwicklungsauffälligkeiten*. Fein- und Grobmotorik sind unbeholfen. Die Kinder fallen und stolpern häufig und, obwohl sie sich Mühe geben, kleckern und verschütten sie beim Essen ständig etwas. Ein vermehrter Speichelfluss deutet auf eine Ungeschicklichkeit im Bereich der Mundmotorik hin.

Auch im *Verhalten* zeigen viele Kinder mit Sprachentwicklungsstörungen Besonderheiten. Sie sind motorisch unruhig und zappelig, können sich nur schlecht konzentrieren und werden als schwer lenkbar und anstrengend empfunden. Wenn ihnen etwas nicht gelingt, geben sie schnell auf, reagieren frustriert und fangen an zu weinen. In Kindergruppen werden sie häufiger als andere Kinder gehänselt und geärgert und werden leicht zu „Prügelknaben“. Mit zunehmendem Alter neigen sprachgestörte Kinder dazu, sich zurückzuziehen und abzusondern.

Die Ängstlichkeit sprachgestörter Kinder in sozialen Situationen ist direkte und indirekte Folge der Sprachauffälligkeiten. Die Kinder können sich weniger gewandt verständlich machen und ihre Gefühle ausdrücken. Bei Sprachverständnisstörungen missverstehen sie Äußerungen anderer Kinder und können dadurch nicht der Situation angemessen reagieren. Dies führt leicht zu einem Ausschluss aus Gruppenaktivitäten. Zum anderen haben viele Kinder mit Sprachstörungen Schulprobleme, die wiederum mit Misserfolgserlebnissen einhergehen und zu einer Beeinträchtigung des Selbstwertgefühls führen.

Sprachentwicklungsstörungen sind wegen eines engen Zusammenhangs zwischen der Laut- und Schriftsprache ein hohes Risiko für eine *Lese-Rechtschreibstörung*. Betroffen sind insbesondere Kinder, bei denen auch noch im Einschulungsalter deutliche Sprachauffälligkeiten bestehen. Die Kinder haben ungewöhnliche Schwierigkeiten beim Erlernen des Lesens und der Rechtschreibung. Wenn keine ausreichende Unterstützung erfolgt, müssen sie Klassen wiederholen und sie erreichen nicht den Schulabschluss, der ihren allgemeinen geistigen Fähigkeiten entspricht. Eltern sprachgestörter Kinder sollten deshalb nach der Einschulung besonders auf den Lernerfolg ihre Kinder im Fach Deutsch achten und sie gegebenenfalls beim Lese- und Rechtschreiberwerb gezielt fördern.

In den Medien wird immer wieder über eine dramatische Verschlechterung der sprachlichen Fähigkeiten unserer Kinder und eine Zunahme der Häufigkeit von Sprachstörungen berichtet. Durch Zahlen untermauern lässt sich dies nicht. Seit den ersten Untersuchungen zur *Häufigkeit von Sprachentwicklungsstörungen* vor über 100 Jahren haben sich die Zahlen nicht nennenswert verändert. Auch ein Vergleich der sprachlichen Leistungen bei den Einschulungsuntersuchungen zeigt keinen Rückgang sprachlicher Kompetenzen. Zugenommen hat dagegen die Aufmerksamkeit, die sprachliche Fähigkeiten in den letzten Jahren gefunden haben. Die Bedeutung der Sprachgewandtheit für die Entwicklungschancen eines Kindes ist ins öffentliche Bewusstsein gerückt und Sprachförderprogramme sind inzwischen weit verbreitet. Zugenommen hat auch die Zahl der Kinder, die bei Fachleuten vorgestellt und logopädisch behandelt werden. Während 2005 18 % der Jungen und 12 % der Mädchen im Alter von sechs Jahren in sprachtherapeutischer Betreuung standen, waren es 2010 bereits 23 % bzw. 16 %. Der Eindruck der Zunahme von Sprachstörungen wird auch dadurch hervorgerufen, dass in Deutschland die Zahl der Kinder mit anderer Muttersprache zunimmt. Schlechte Deutschkenntnisse dieser Kinder sind aber nicht als Sprachstörung zu werten, sondern häufig Folge eines unzureichenden Kontakts zur deutschen Sprache.

Dass sprachliche Fähigkeiten zunehmende Beachtung finden und sprachgestörte Kinder intensiv gefördert und behandelt werden, ist zu begrüßen. Wir denken, lernen und lösen Probleme, indem wir diese in Sprache umsetzen. Kinder mit Sprachstörungen haben ein hohes Risiko, Schulanforderungen nicht gerecht zu werden und sie haben damit deutlich schlechtere berufliche Chancen. In unserer Wissensgesellschaft ist Sprachfähigkeit eine Schlüsselkompetenz, die über Entwicklungsmöglichkeiten entscheidet. Sprachentwicklungsstörungen wachsen sich nicht einfach aus, sondern bedürfen einer frühzeitigen und ausreichend intensiven Behandlung.

5.2 Sekundäre Sprachentwicklungsstörungen

Bei sekundären Sprachentwicklungsstörungen ist eine eindeutige Ursache für die Beeinträchtigung des Spracherwerbs nachweisbar. Am häufigsten sind allgemeine geistige Entwicklungsbeeinträchtigungen und Hörstörungen die Ursache.

Sprachentwicklungsstörung bei Verzögerungen der allgemeinen geistigen Entwicklung: Kinder, deren allgemeine geistige Entwicklung durch frühkindliche Hirnschädigungen, genetische Syndrome oder andere Hirnerkrankungen verzögert verläuft, erlernen Sprache langsamer und unvollkommener als andere Kinder. Lautbildung, Wortschatz, grammatische und kommunikative Fähigkeiten können betroffen sein. Neben sprachlichen werden auch andere Meilensteine der Entwicklung verspätet erreicht. So entspricht das Spielverhalten dem jüngerer Kinder und Sauberkeit, selbstständiges Anziehen und andere Tätigkeiten werden nur mühsam erlernt.

Sprachentwicklungsstörung bei angeborenen Hörstörungen: Hören ist eine Grundvoraussetzung für den Spracherwerb. Bei einer angeborenen Hörstörung verläuft die Sprachentwicklung je nach Schwere der Hörbeeinträchtigung mehr oder weniger stark verzögert. Bei einem Hörverlust von über 60 dB bleibt der Spracherwerb ganz aus (Taubstummheit). In den ersten Lebensmonaten äußern sich auch taube Kinder durch Schreien, Gurren und Vokallallen. Sie verstummen jedoch mit etwa sechs Monaten. Nachahmen von Umweltgeräuschen und Lauten, wie es sonst in diesem Alter zu beobachten ist, entwickeln sich nicht.

Eine hochgradige, angeborene Schwerhörigkeit tritt bei etwa 1 bis 2 von 1 000 Kindern auf. Die häufigsten Ursachen sind genetische Syndrome, Fehlbildungen und Schädigungen während der Schwangerschaft. Auch Hörverluste in den ersten vier Lebensjahren durch Unfälle, Entzündungen oder andere Erkrankungen wirken sich auf die Sprachentwicklung nachteilig aus, nicht aber eine später beginnende Schwerhörigkeit. Vorübergehende Hörstörungen, wie sie im Kindesalter bei Mittelohrerkrankungen (Tubenbelüftungsstörungen) häufig zu beobachten sind, führen nur zu einer vorübergehenden Verlangsamung des Spracherwerbs. Sobald das Kind wieder ausreichend hören kann, wird der Sprachrückstand schnell ausgeglichen.

Um Kinder mit angeborenen Hörstörungen frühzeitig zu erkennen, wurde vor einigen Jahren ein generelles Neugeborenen-Hörscreening eingeführt. Mit entsprechenden Geräten werden Reaktionen der Sinneszellen im Innenohr bzw. der Nervenzellen in Hörregionen auf Geräusche aufgezeichnet (objektive Audiometrie). Hörbeeinträchtigungen werden dabei zuverlässig erkannt.

Wird eine angeborene Hörstörung festgestellt, erfolgt bereits in den ersten Lebensmonaten eine Versorgung mit einem Hörgerät bzw. einem Gerät, das akustische Signale in elektrische Impulse umgewandelt und diese direkt an die Fasern des Hörnervs überträgt (Cochlea implant). Dadurch wird auch bei tauben Kindern eine grobe Hörwahrnehmung erreicht, die in den meisten Fällen für eine Anbahnung der Lautsprache ausreicht.

5.3 Aphasien

Als Aphasie wird ein Verlust sprachlicher Fähigkeiten infolge einer Schädigung der Sprachzentren des Gehirns bezeichnet. Die häufigsten Ursachen sind im Kindesalter Unfälle und Hirnentzündungen. Im Erwachsenenalter sind es meist Durchblutungsstörungen (Schlaganfälle). Bei kindlichen Aphasien geht der Sprechantrieb weitgehend verloren. Die Kinder verstummen oder äußern sich nur mit wenigen Wörtern oder kurzen Sätzen. Sie haben Wortfindungs- und Sprachverständnisprobleme. Ab dem Alter von etwa 10 Jahren treten spezifische Aphasiesyndrome, wie sie für das Erwachsenenalter typisch sind, auf.

Mit einer Sprachtherapie wird frühzeitig begonnen, das heißt schon in der akuten Erkrankungsphase. Je nach Schwere der Hirnschädigung klingt die Sprachstörung bald ab oder bleibt mit einer mehr oder weniger ausgeprägten Restsymptomatik über Monate bis Jahre bestehen.

5.4 Mutismus

Als Mutismus wird ein Verstummen bei vorhandener Sprachfähigkeit bezeichnet. Gelegentlich ist die Ursache eine Hirnerkrankung oder eine schwerwiegende psychische Störung (Psychose). Viel häufiger handelt es sich um eine funktionelle Störung, bei der das Kind in bestimmten sozialen Situationen konsequent schweigt und auch durch viel Zureden nicht zu sprachlichen Äußerungen zu bewegen ist (elektiver oder selektiver Mutismus). Mädchen sind etwas häufiger als Jungen betroffen.

Ein elektiver Mutismus beginnt meistens in der frühen Kindheit, insbesondere beim Eintritt in den Kindergarten, seltener beim Schulstart. Viele Kinder neigen im Kindergartenalter dazu, in neuen Situationen nicht oder nur flüsternd zu sprechen. Sie verstecken sich hinter der Mutter, beobachten die Situation und beteiligen sich erst an Interaktionen, wenn sie sich sicherer fühlen. Ein solches vorsichtig-ängstliches Verhalten ist normal und bedarf keiner Behandlung. Ein Mutismus liegt nur dann vor, wenn das situationsgebundene Verstummen über Monate anhält und das Kind nicht spricht, obwohl es die Situation bereits gut kennt.

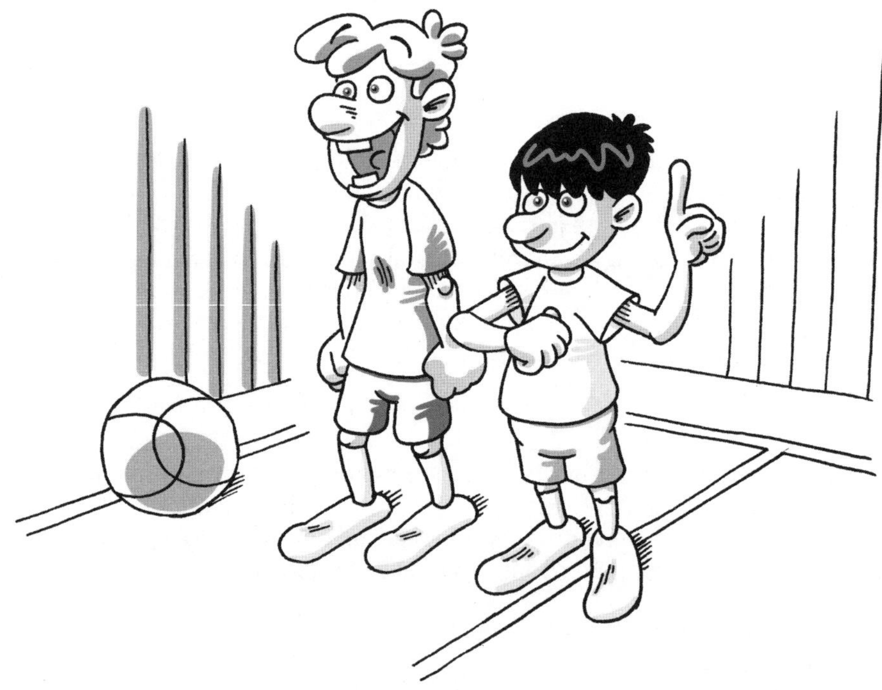

Typischerweise schildern Eltern, dass ihr Kind zu Hause viel und lebhaft redet, aber sofort verstummt, wenn eine andere Person hinzukommt. Im Kindergarten bzw. der Schule äußert es sich über Monate oder Jahre gar nicht oder allenfalls flüsternd zu engen Freunden in unbeobachteten Situationen. Es beteiligt sich aber durchaus an Gruppenaktivitäten, reagiert mit Nicken, Kopfschütteln und anderen Gesten und teilt sich auch schriftlich mit.

Ein Mutismus wird durch ein Zusammentreffen mehrerer ungünstiger Faktoren ausgelöst. Kindliche Risikofaktoren sind altersspezifische Reaktionen (1. Trotzphase) und Persönlichkeitsbesonderheiten, wie soziale Ängstlichkeit und Selbstunsicherheit, aber auch eine Neigung zu trotzigem, übernachhaltigem Verhalten. Weitere Faktoren sind Überforderungen in neuen Situationen durch eine Verzögerung der sprachlichen oder der allgemeinen geistigen Entwicklung. Umfeldfaktoren, die mutistische Reaktionen begünstigen, sind unzureichende Möglichkeiten zum sozialen Lernen in Familien mit wenig Außenkontakten, ungünstige Erziehungsstile und chronische familiäre Konflikte.

Mutistische Reaktionen klingen anfangs relativ häufig ohne besondere Maßnahmen ab. Eine vermehrte Aufmerksamkeitszuwendung, eine verstärkte Bindung an die Mutter und eine Entlastung von Leistungsanforderungen können jedoch eine Verfestigung des Verhaltens bewirken. Zeigt sich über Wochen und Monate keine Besserung, dann sollten sich Eltern an ihren Kinderarzt oder eine Erziehungsberatungsstelle wenden. Je länger ein mutistisches Verhalten besteht, umso aufwändiger ist die Behandlung.

5.5 Stottern

Stottern wird zu den Redeflussstörungen gerechnet. Das Sprechen wird durch unwillkürliche und nicht zu unterdrückende Wiederholungen und Blockierungen unterbrochen. Das Kind weiß, was es sagen möchte, kann den Satzentwurf aber nicht in ein flüssiges Bewegungsmuster umsetzen. Stottern ist seit alters her bekannt und wird schon in der Bibel erwähnt. Es kommt in allen Kulturen, Sprachen und sozialen Schichten mit etwa gleicher Häufigkeit vor. Selbst bei Tieren wurde Stottern beobachtet; zum Beispiel bei Zebrafinken, von denen etwa 7 % stotternd singen.

Wiederholungen (Kloni) betreffen Silben und kurze Wörter, insbesondere am Anfang eines Satzes („Dadadadas Auto fährt schnell.“). *Blockierungen* treten bei der Bildung eines Lauts auf. Sie können hörbar sein (Toni: „Tttttreppe“) oder stumm verlaufen (Blocks: „-----Treppe“). Sie gehen mit Verspannungen der Sprechmuskulatur und krampfhaften Versuchen, den Laut hervorzubringen, einher.

Kinder bemerken ihre Sprechbeeinträchtigung sehr bald und leiden darunter. Ihr Störungsbewusstsein ergibt sich aus Reaktionen der Umwelt, die das auffällige Sprechverhalten als irritierend empfindet. Die Kinder sind verunsichert und versuchen, Blockierungen durch vermehrte Anstrengung und *Mitbewegungen*, wie Naserümpfen oder Handbewegungen, zu durchbrechen. Dies gelingt anfangs auch. Nachdem sich aber die Mitbewegungen automatisiert haben, verfehlen sie ihren Zweck. Sie werden ausgeprägter und auffälliger bis hin zu heftigem Schlagen mit den Armen, Aufstampfen mit den Füßen oder Schnaufen und Sprechen beim Ein- statt beim Ausatmen. Die Mitbewegungen können so auffällig und bizarr werden, dass sie störender als die eigentlichen Redeflussunterbrechungen sind.

Ein ähnlicher Teufelskreis kann sich beim Einsatz von *Vermeidungsstrategien* entwickeln, mit denen die Kinder schwierigen Wörtern und Sprechsituationen ausweichen. Problematisch erlebte Wörter werden durch andere ersetzt oder umschrieben und Situationen mit einer hohen Sprechanforderung umgangen. Dies erfordert eine intensive Aufmerksamkeitszuwendung auf das Sprechen und die Sprechsituation. Ein ungezwungenes und automatisiertes Sprechen ist dadurch nicht mehr möglich und die Stottersymptomatik verstärkt sich, statt sich zu bessern.

Viele Kinder empfinden ihr Stottern als beschämend und Sprechanforderungen führen zu Angst und Stress. Erröten, Herzrasen und Schweißausbrüche während der Blockierungen zeigen, wie hoch die *psychische Belastung* in Sprechsituationen ist. Im Laufe der Zeit führt dies zu einem verminderten Selbstwertgefühl und sozialem Rückzug. Auch Verhaltensstörungen mit aggressiv-oppositionellem Verhalten können sich entwickeln und psychosomatische Beschwerden, wie Schlaf- und Appetitsstörungen oder Bauch- und Kopfschmerzen, können die Folge sein.

Je nachdem wie ausgeprägt die Redeflussstörung ist, welche Durchbrechungs- und Vermeidungsstrategien ein Kind einsetzt und welche psychischen Reaktionen auftreten, entsteht eine individuell *ganz unterschiedliche Symptomatik*. Die Beeinträchtigung, die ein Kind durch ein Stottern erfährt, ist somit von Kind zu Kind sehr verschieden.

Stottern wird im Kindergartenalter bei etwa 1,5 % aller Kinder und im Jugendalter bei 0,5 % beobachtet. Jungen sind deutlich häufiger als Mädchen betroffen. Eine vorübergehende Stottersymptomatik tritt über die Jahre gesehen bei einem von zwanzig Kindern auf. Die Symptomatik entwickelt sich in den meisten Fällen schleichend und nur selten innerhalb weniger Tage oder Wochen. Eltern sehen gelegentlich einen Zusammenhang mit einschneidenden Lebensereignissen, doch sind diese eher Auslöser als die eigentliche Ursache. Der *Beginn* der Stottersymptomatik liegt bei jedem zweiten Kind im dritten oder vierten Lebensjahr und bei 80 % vor dem Schulalter. Die *Rückbildungsrate* ist anfangs hoch. Bei jedem zweiten Kind klingt die Symptomatik innerhalb eines Jahres wieder ab, insbesondere bei Mädchen. Je länger aber ein Stottern besteht, umso geringer ist die Wahrscheinlichkeit einer Rückbildung. Nach der Pubertät ist kaum noch mit einem vollständigen Abklingen zu rechnen.

Das Ausmaß der Stottersymptomatik ist bei vielen Kindern starken *Schwankungen* unterworfen. In Situationen, in denen dem Kind ein unauffälliges Sprechen besonders wichtig ist, treten Redeflussunterbrechungen verstärkt auf, in entspannten Situationen, wie beim Sprechen mit sich selbst, mit jüngeren Kindern oder mit Tieren, hingegen kaum oder gar nicht. Wie ausgeprägt die Symptomatik ist, verändert sich auch über längere Zeitabschnitte. Wochen und Monate kann das Stottern so heftig sein, dass sich das Kind kaum verständlich machen kann. In anderen Phasen ist die Symptomatik kaum bemerkbar und bedeutet keine nennenswerte Kommunikationsbeeinträchtigung.

Unzweifelhaft ist Stottern eine Sprechstörung, die für die betroffenen Kinder und die ganze Familie sehr belastend ist. Wenn Sie bei Ihrem Kind Hinweise auf ein Stottern bemerken, sollten Sie sich deshalb frühzeitig Rat und Hilfe holen.

5.6 Poltern

Poltern gehört wie Stottern zu den Redeflussstörungen. Als Poltern wird eine unregelmäßige, stolpernde Sprechweise bezeichnet, die durch Sprechausbrüche und unvermittelte Pausen gekennzeichnet ist. Poltern ist die Folge einer unzureichenden gedanklichen Vorbereitung, nicht primär einer Störung des Sprechvorgangs. Eine Poltersymptomatik ist typisch für sprunghafte, impulsive Kinder mit einer hyperkinetischen Symptomatik. Die Kinder beginnen überhastet zu sprechen, bevor sie ihren Gedanken ausreichend strukturiert haben. Während der Sprechausbrüche verschlucken und verschmelzen sie Wörter und Satzteile, so dass sie nur schwer zu verstehen sind. Mitten im Satz wissen sie nicht weiter und eine unerwartete Pause entsteht. Dann beginnen sie mit einem umstrukturierten Satz oder einem anderen Gedanken in gleicher überstürzter Weise neu. Dabei geht der „rote Faden“ verloren und der Zuhörer kann dem Gedankengang nicht recht folgen. Das Kind selbst bemerkt nicht, wie schwer es von anderen verstanden wird. Dadurch sieht es auch keinen Grund, sich um ein langsameres, geordneteres Sprechen zu bemühen.

Berichtet ein Kind über einen lustigen Film, dann hört sich das so an: „So Weihnachten ... Hat so ein Truthahn gekauft ... Da stopfen mit so ’nem Zeug ... Hat seine Uhr verloren ... Mit dem Kopf darein ... Dann läuft er so rum, läuft so rum ... mit dem ganzen Ding ... der ganzen Tür rum ... ging es auf einmal ... macht es bong ...“. Die Erzählung wird von lebhaft-hektischer und ausfahrender Mimik und Gestik begleitet.

Beim Poltern treten auch Wiederholungen auf, woraus sich eine gewisse Ähnlichkeit zum Stottern ergibt. Im Gegensatz zum Stottern werden aber nicht einzelne Laute, sondern Wörter und Satzteile wiederholt. Auch sind Wiederholungen und Redeflussunterbrechungen nicht mit Blockierungen, Verkrampfungen oder Mitbewegungen verbunden. Im Gegensatz zum Stottern verbessert sich die Sprache bei einer bewussten Zuwendung zum Sprechen oder der Aufforderung, alles noch einmal langsam und ruhig zu wiederholen.

Vergleichbar hektisch und unstrukturiert wie das Sprechen verläuft das Schreiben. Das Schriftbild ist krakelig, schwer zu entziffern und voller Verbesserungen. Die Satzinhalte springen von einem Thema zum nächsten und lassen keinen systematischen Gedankenaufbau erkennen.

5.7 Artikulationsstörungen

Der Mund-Nasen-Rachenraum dient beim Sprechen als Resonanzbereich. Durch eine unterschiedliche Gestaltung dieses Raums, eine Verengung oder eine Lenkung eines Teils des Luftstroms durch die Nase wird der Klang von Selbstlauten (Vokalen) verändert und Mitlaute (Konsonanten) werden gebildet. Wird z. B. der Luftaustritt kurz verschlossen, entstehen je nach Ort des Verschlusses „p“, „t“ oder „k“ und wird der Luftaustritt eingeengt „s“, „sch“ oder „ch“. Zur korrekten Lautbildung ist ein exaktes Zusammenspiel von über 100 Muskeln erforderlich. Wenn die Aktivierung der einzelnen Sprech- und Atemmuskeln nicht fein genug aufeinander abgestimmt ist oder Fehlbildungen im Mund-Nasen-Rachenraum die Resonanz verzerren, ist die Lautbildung gestört. Derartige Lautbildungsstörungen werden unter dem Begriff „Artikulationsstörung" zusammengefasst.

Die häufigste Artikulationsstörung ist das *Lispeln,* bei dem die Zischlaute „s" und „z" (Sigmatismus), „sch" (Schetismus) und/oder „ch" (Chitismus) betroffen sind. Dies sind diejenigen Laute, die im Deutschen am schwierigsten auszusprechen sind und deshalb am spätesten erworben werden. Lispelnde Kinder sprechen z. B. das „s" wie das englische „th" oder sagen „Suh" anstelle von „Schuh". Fachleute unterscheiden zwischen zahlreichen Unterformen des Lispelns. Die meisten Kinder haben die Zischlaute bis zum Ende des fünften Lebensjahres erworben. Bei jedem vierten Kind ist aber auch noch im Einschulungsalter ein Lispeln zu beobachten. Lispeln ist vorwiegend funktionell durch ein fehlerhaftes oder unzureichendes Erlernen der Lautbildung bedingt. Gelegentlich ist es Folge von Kiefer- oder Zahnfehlstellungen bzw. Zahnlücken oder Einschränkungen der Zungenbeweglichkeit. Ein deutliches Lispeln sollte bis zur Einschulung behoben werden, das heißt eine Sprachtherapie sollte ein, spätestens ein halbes Jahr vor Schuleintritt beginnen.

Eine andere relativ häufige Artikulationsstörung ist das *Näseln.* Beim Näseln trennt das Gaumensegel bei der Lautbildung den Mund- vom Nasenraum zu wenig oder zu stark. Beim offenen Näseln entweicht zu viel und beim geschlossenen zu wenig Luft durch die Nase. Viele Laute klingen so, als hätte das Kind Schnupfen.

Sind Erkrankungen der Hirnzentren oder der Hirnnerven zur Steuerung der Sprechmuskulatur (z. B. bei Infantilen Zerebralparesen) die Ursache der Lautbildungsstörung, wird von *Dysarthrien* gesprochen, und bei Fehlbildungen oder Fehlfunktionen der eigentlichen Sprechorgane (z. B. Kiefer-Lippen-Gaumenspalte) von *Dysglossien.* Bei diesen Sprechstörungen können Laute nur mühsam und ungenau gebildet werden. Dies betrifft insbesondere schwer auszusprechende Laute und Lautkombinationen („br", „str" usw.). Die Sprache ist durch eine verwaschene, unsaubere Aussprache gekennzeichnet und eingeschränkt zu verstehen.

5.8 Stimmstörungen

Bei der Stimmgebung wird Luft aus den Lungen durch einen Spalt zwischen den angespannten Stimmlippen im Kehlkopf nach außen gepresst. Die Stimmlippen geraten wie die Saiten einer Geige in Schwingungen und erzeugen einen Ton. So entstehen Selbstlaute (Vokale). Werden die Stimmlippen zu stark oder zu wenig gespannt, können sie nur unvollständig geschlossen werden oder sind die Ränder durch Narben oder Knötchenbildungen unregelmäßig ausgebildet, dann klingt der erzeugte Laut verzerrt. Eine derart veränderte Stimmgebung wird als Stimmstörung oder *Dysphonie* bezeichnet.

Typische Auffälligkeiten bei einer Stimmstörung sind ein heiserer und rauer Stimmklang, eine hohe oder tiefe Stimmlage und Einschränkungen bei der maximal möglichen Lautstärke und des Tonhöhenumfangs. Nach längerem Sprechen kann die Stimme schwach und schließlich tonlos werden und es treten Missempfindungen im Kehlkopf und ein Räusperzwang auf.

Organisch bedingte Stimmstörungen treten bei Fehlbildungen, Verletzungen, entzündlichen und anderen Erkrankungen der Stimmlippen oder deren Steuerung auf. Häufiger sind sie funktionell bedingt und Folge einer übermäßigen Stimmbelastung. Betroffen sind insbesondere durchsetzungsstarke Jungen im Vorschulalter, die sich durch ein lautes Sprechen und Schreien in der Gruppe Gehör verschaffen wollen und dabei ihre Stimme überlasten. Ein weiterer Häufigkeitsgipfel wird bei Jungen in der Pubertät beobachtet. Durch die hormonelle Umstellung wächst der Kehlkopf sprunghaft und die Stimmgebung wird vorübergehend rau, unregelmäßig und kratzend. Dieser sogenannte „Stimmbruch“ tritt bei etwa 20 % der Jungen sehr ausgeprägt in Erscheinung.

6 Was sind die Ursachen von Sprech- und Sprachstörungen?

Bei manchen Kindern mit Sprech- und Sprachstörungen lässt sich die Ursache eindeutig benennen. Dies ist der Fall, wenn die Voraussetzungen für einen ungestörten Spracherwerb nicht gegeben sind (unzureichendes Hörvermögen, allgemeiner geistiger Entwicklungsrückstand, ungenügende Anregung und Förderung durch das Umfeld) und bei Erkrankungen der Sprechorgane bzw. der Sprachregionen des Gehirns. Um solche Ursachen auszuschließen, ist vor jeder Behandlung eine ausreichende Diagnostik erforderlich.

Bei den meisten Kindern mit Sprech- und Sprachauffälligkeiten lässt sich aber auch bei einer genauen Untersuchung kein eindeutiger Grund für die Kommunikationsprobleme nachweisen. Dies betrifft auch häufige Störungsbilder, wie umschriebene Sprachentwicklungsstörungen und das Entwicklungsstottern. Bei diesen Kindern wird ein Zusammentreffen von erblich bedingter Veranlagung und ungünstigen Umweltfaktoren angenommen. Wie hoch der erbliche Anteil und wie hoch der Einfluss des Umfelds ist, ist von Kind zu Kind verschieden.

Dass Sprech- und Sprachstörungen zum Teil erblich bedingt sind, wird schon lange aufgrund ihres gehäuften Auftretens in einigen Familien vermutet. Bewiesen wurde dies durch Zwillingsuntersuchungen, die zeigen, dass bei eineiigen Zwillingen deutlich häufiger als bei zweieiigen beide Zwillinge in gleicher Weise betroffen sind. Die Erbgänge sind allerdings kompliziert und in den einzelnen Familien unterschiedlich. Es existiert nicht ein „Sprachgen", sondern eine Kombination mehrerer, unterschiedlicher Genvarianten kann eine mehr oder weniger ausgeprägte Veranlagung zu Sprachstörungen hervorrufen. Inzwischen wurden sowohl für umschriebene Sprachentwicklungsstörungen als auch für Stottern auf mehreren Chromosomen entsprechende Genvarianten gefunden. Erbliche Mitverursachung bedeutet aber nicht, dass die Sprachstörung schicksalhaft hinzunehmen ist und dass keine Behandlung möglich wäre. Erbliche Veranlagung heißt, dass ein Kind Sprache mühsamer als andere Kinder erlernt und dass eine intensivere Förderung als üblich notwendig ist.

Ob und wie stark eine erbliche Veranlagung tatsächlich zu bedeutsamen sprachlichen Beeinträchtigungen führt, hängt von den Entwicklungsbedingungen, in denen das Kind aufwächst, ab. Leichtere erbliche Belastungen lassen sich durch eine intensive Zuwendung und eine frühzeitige sprachliche Förderung ausgleichen. Sie werden hingegen verstärkt und führen zu einer Sprachstörung, wenn das Kind sich viel selbst überlassen bleibt und nur wenig Anregung erhält. Bei ausgeprägten genetischen Belastungen aber ist selbst bei günstigen Entwicklungsbedingungen mit dem Auftreten von Sprech- oder Sprachstörungen zu rechnen. In solchen Fällen kann auch eine frühzeitige und ausreichende Sprachförderung das Auftreten einer umschriebenen Sprachentwicklungsstörung und ein adäquates Reagieren auf Sprechunterbrechungen ein Entwicklungsstottern nicht in jedem Fall verhindern. Das Umfeld kann das Auftreten einer Sprech- oder Sprachstörung somit nur in Grenzen beeinflussen. Schuldzuweisungen an die Eltern in der Form, dass sie sich zu wenig um ihr Kind gekümmert oder falsch auf fehlerhaftes Sprechen reagiert hätten, sind deshalb meistens unberechtigt.

7 Wie werden Sprech- und Sprachstörungen festgestellt?

Abweichungen in der Sprachentwicklung fallen Eltern durch einen Vergleich mit den sprachlichen Fähigkeiten Gleichaltriger oft sehr früh auf.

Da der normale Spracherwerb sehr unterschiedlich verläuft, ist es für Eltern aber schwer zu entscheiden, ob Sprachbesonderheiten bei ihrem Kind im Bereich der normalen Streubreite der Entwicklung liegen oder ob sie Ausdruck einer Störung und damit Anlass zur Sorge sind. Wenn Sie sich unsicher sind, ob die Sprachentwicklung Ihres Kindes als auffällig zu bewerten ist, dann sollten Sie sich frühzeitig beraten lassen, zum Beispiel von Ihrem Kinderarzt. Dieser wird gegebenenfalls eine genauere Untersuchung durchführen oder eine solche beim Sprachtherapeuten veranlassen. Sie sollten sich auch an Ihren Kinderarzt wenden, wenn andere Sie auf Sprachauffälligkeiten bei Ihrem Kind aufmerksam machen, auch wenn Sie selbst bislang keinen Anlass zur Sorge gesehen haben.

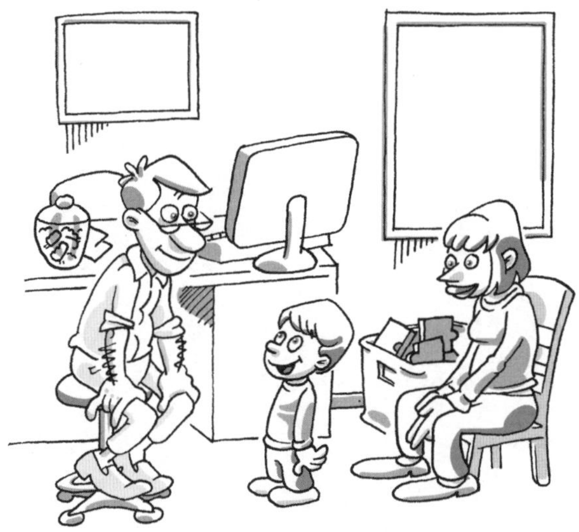

Wenn bei einem Kind eine Sprech- oder Sprachstörung besteht, dann ist vor Beginn der Therapie eine genauere Untersuchung erforderlich. Zum einen muss geklärt werden, ob und in welchem Sprachbereich Auffälligkeiten bestehen. Dies kann durch eine genauere Beurteilung der Spontansprache in einer Spiel- oder Gesprächssituation und durch den Einsatz von Sprachtests erfolgen. Zum anderen ist zu klären, ob sich eine Ursache für die Sprachprobleme nachweisen lässt. Dazu werden das Hörvermögen und der allgemeine geistige Entwicklungsstand eingeschätzt und Erkrankungen der Sprechorgane ausgeschlossen. Die bisherigen Entwicklungsbedingungen (mehrsprachiges Aufwachsen, Förderbedingungen usw.) werden gleichfalls berücksichtigt. Da Sprachstörungen gelegentlich mit anderen Entwicklungsauffälligkeiten verbunden sind, wird zusätzlich auf Hinweise auf Begleitstörungen geachtet. Zu denken ist insbesondere an motorische und psychische Auffälligkeiten und im Schulalter an eine Lese-Rechtschreibstörung. Zur Therapieplanung wird zusätzlich erfasst, welche Stärken des Kindes zum Ausgleich von Schwächen im Sprachbereich genutzt werden können und welche Möglichkeiten zur Unterstützung im Umfeld gegeben sind.

8 Was kann man tun?

Nach Vorliegen aller Untersuchungsergebnisse wird der Arzt mit Ihnen das weitere Vorgehen besprechen. Wurde eine eindeutige Ursache für die Sprachauffälligkeiten gefunden, dann wird, wenn dies möglich ist, eine *Behandlung der Grundstörung* ein wichtiger Therapiebaustein sein. Ist die Sprachstörung zum Beispiel durch eine Hörbeeinträchtigung hervorgerufen, wird eine Versorgung mit einem Hörgerät erforderlich sein.

Ein weiterer wichtiger Teil der Behandlung ist bei Kindern mit einer Sprech- oder Sprachstörung eine *Sprachtherapie*. Diese erfolgt durch Logopäden, Sprachheilpädagogen oder Linguisten mit einer speziellen Ausbildung. Eine Sprachtherapie wird von der Krankenkasse bezahlt, wenn eine Verordnung durch einen Arzt vorliegt. Überweisungen an Sprachtherapeuten können Haus- und Kinderärzte, HNO-Ärzte und Pädaudiologen sowie Kinder- und Jugendpsychiater vornehmen.

Wann mit einer Sprachtherapie begonnen wird, hängt von der Art und Schwere der Sprachstörung ab. Bei umschriebenen Lautbildungsstörungen wird man länger abwarten als bei Sprachentwicklungsstörungen mit Beeinträchtigungen sowohl der Sprachproduktion als auch des Sprachverständnisses. Wird bei Kindern mit Sprachentwicklungsverzögerungen (Spätsprechern) eine Behandlung bereits im dritten Lebensjahr begonnen, dann vorwiegend in Form einer Anleitung der Eltern zu einem sprachfördernden Verhalten, zum Beispiel mit dem Heidelberger Elterntraining.

Sind die sprachlichen Auffälligkeiten durch eine unzureichende Sprachanregung zu erklären, dann ist eine *Sprachförderung* angebracht. Dies ist häufig bei Kindern mit einer anderen Muttersprache der Fall, wenn diese zu wenig Kontakt zur deutschen Sprache hatten. Eine Sprachförderung erfolgt durch pädagogische Fachkräfte. Inzwischen wird in den meisten Kindereinrichtungen der Sprachentwicklungsstand der Kinder genauer erfasst und die Erzieherinnen achten während der Beschäftigungen auf eine möglichst intensive Sprachanregung. Kinder mit Sprachauffälligkeiten werden zusätzlich in Kleingruppen besonders gefördert.

Bei vielen Kindern mit Sprech- oder Sprachstörungen sind neben sprachlichen Auffälligkeiten weitere Beeinträchtigungen zu beobachten. Hat ein Kind motorische Koordinationsschwächen kann eine Mototherapie hilfreich sein, bei Aufmerksamkeitsstörungen eine Ergotherapie und bei emotionalen oder Verhaltensstörungen eine Psychotherapie. Um ein Kind nicht zu überfordern, werden solche weiteren Therapiemaßnahmen in der Regel nicht gleichzeitig mit einer Sprachtherapie durchgeführt, sondern im Wechsel. Sie werden gemeinsam mit dem Arzt überlegen, welche Behandlung derzeit am wichtigsten ist und die anderen Behandlungen dem entsprechend auf einen späteren Zeitpunkt verschieben.

9 Was passiert in der Sprachtherapie?

Eine Sprachtherapie hat zum Ziel, Sprachauffälligkeiten zu bessern oder zu beseitigen, Sprechfreude zu fördern und die kommunikativen Fähigkeiten des Kindes zu unterstützen. Für jede Art der Sprech- und Sprachstörungen wurden zahlreiche, spezifische Behandlungsverfahren entwickelt.

Methoden zur Therapie von Sprachentwicklungsstörungen lassen sich zwei Grundrichtungen zuordnen:

1. *Lerntheoretisch begründete Methoden:* Im Vordergrund stehen Übungen des Sprechens und des Sprachverständnisses. Diese werden in der Regel in ein Spiel eingebettet.
2. *Naturalistische Methoden:* Das Vorgehen ähnelt einer intensiv von Sprache begleiteten Alltagssituation. Die Kinder sollen wie beim natürlichen Erstspracherwerb Sprachregeln unbewusst erfassen und dann anwenden, das heißt ohne Erklärungen oder gezielte Übungen.

Naturalistische Methoden werden insbesondere bei jüngeren Kindern eingesetzt, während bei älteren häufiger ein direktes Sprachtraining erfolgt. Beide Vorgehensweisen haben sich gleichermaßen als wirksam erwiesen.

Eine Sprachtherapie, die direkt an der Sprache ansetzt, wird oft mit einem *Training psychischer Basisfertigkeiten* verbunden. Dabei wird davon ausgegangen, dass solche Basisfertigkeiten Grundvoraussetzung für den Spracherwerb sind. Hat ein Kind in basalen Funktionen Schwächen, sollen diese durch ein entsprechendes Training ausgeglichen werden. Eine solche Übungsbehandlung wirkt sehr spezifisch auf die unmittelbar geübten Fähigkeiten. Ein Motoriktraining verbessert die motorische Geschicklichkeit, ein Aufmerksamkeitstraining die Konzentrationsfähigkeit und Wahrnehmungsübungen den unmittelbar trainierten Wahrnehmungsbereich. Sprachliche Fähigkeiten werden aber kaum beeinflusst. Ein Training von Basisfunktionen sollte deshalb nicht im Mittelpunkt einer Sprachtherapie stehen, sondern allenfalls unterstützend eingesetzt werden.

Für die Sprachentwicklung wichtige Basisfertigkeiten

- Auditive Wahrnehmung
- Verarbeitung schnell aufeinander folgender Informationen
- Rhythmusempfinden und -produktion
- Sprachliche Merkfähigkeit

- Motorische Geschicklichkeit
- Wahrnehmung von Bewegungen und Berührungen
- Automatisierung von Basisfunktionen
- Gerichtete Aufmerksamkeit

Bei der *Behandlung von Stottern* werden entsprechend der Komplexität des Störungsbilds mehrere Therapieziele verfolgt. Um diese zu erreichen, werden sprachtherapeutische mit psychotherapeutischen und ergänzenden Behandlungsmethoden verbunden.

Behandlungsziele beim Stottern

- Verbesserung der Redeflüssigkeit
- Verminderung von Mitbewegungen und Vermeidungsverhalten
- Abbau sozialer Ängste und psychische Stabilisierung
- Verbesserung der sozialen Integration
- Befähigung zur „Selbstbehandlung" bei Wiederauftreten von Symptomen
- Gegebenenfalls Annehmen einer Restsymptomatik

Unter den sprachtherapeutischen Methoden kommen bei der Behandlung von Kindern mit einem Stottern vorwiegend zwei Therapiekonzepte zur Anwendung:

1. *Sprechmodifikationsansätze:* Ziel ist eine Verminderung oder Beseitigung der Sprechunterbrechungen durch ein Training des flüssigen Sprechens. Das Kind übt flüssiges Sprechen mit veränderter Sprechmelodie und Stimmgebung. Zusätzlich werden technische Hilfsmittel eingesetzt. Zum Beispiel kann mit einem Kind ein rhythmisches Sprechen mit weichem Stimmansatz trainiert werden, wobei ein Metronom den Takt vorgibt. Eine solche Übungsbehandlung wird von Spezialeinrichtungen auch als mehrwöchiges Intensivtraining mit Internatsunterbringung angeboten. Bei jüngeren Kindern werden die Eltern mit aufgenommen.
2. *Nicht-Vermeidungs-Ansätze:* Erreicht werden soll ein Abbau der Sprechangst und damit der Mitbewegungen und des Vermeidungsverhaltens. Die Kinder sollen lernen, ihre Redeflussprobleme zu akzeptieren und ohne Scheu zu sprechen („flüssiges Stottern"). Diese Behandlungsformen sind insbesondere dann angezeigt, wenn das Stottern schon lange besteht und mit einer völligen Rückbildung der Redeflussauffälligkeiten nicht mehr zu rechnen ist.

Eine *Einbeziehung der Eltern* in den Behandlungsprozess und eine Beratung, wie diese das Erreichen der Therapieziele zu Hause unterstützen können, ist ein wichtiger Bestandteil einer jeden Sprachtherapie. Falls Sie sich unzureichend informiert oder einbezogen fühlen, fragen Sie nach und lassen Sie sich das Vorgehen in der Therapie genauer erklären. Auch können Sie durchaus darum bitten, an einer Therapiestunde teilzunehmen. Die Sprachtherapeutin wird sich in der Regel über Ihr Interesse freuen, Ihnen die konkreten Schritte in der Therapie erläutern und Ihnen ausführlich Anregungen für zu Hause geben.

In manchen Therapiekonzepten steht eine Anleitung der Eltern ganz im Vordergrund *(Elterntrainings)*. Dabei wird davon ausgegangen, dass die meisten Kommunikationssituationen zu Hause stattfinden. Eltern können deshalb viel häufiger das Kommunikationsverhalten ihres Kindes beeinflussen, als dies mit ein oder zwei Therapiestunden pro Woche möglich ist. Elterntrainings haben sich insbesondere in der Stottertherapie und bei der Behandlung von jungen Kindern mit Sprachentwicklungsverzögerungen bzw. -störungen bewährt. Als Beispiel sei das Heidelberger Elterntraining genannt, bei dem Eltern in Kleingruppen zu sprachförderndem Verhalten angeleitet werden.

10 Was können Eltern tun?

Wie die Sprachentwicklung eines Kindes verläuft, hängt von zahlreichen Faktoren ab; von Faktoren, die zum einen im Kind begründet und zum anderen in der Umwelt zu suchen sind (Abb. 2). Kindliche Faktoren sind einerseits eine ererbte Sprachbegabung und andererseits biologische Faktoren, die Voraussetzung für einen unauffälligen Spracherwerb sind, wie eine regelrechte Hirnentwicklung und ein intaktes Hörvermögen. Diese Faktoren sind im Gegensatz zu Umweltfaktoren durch Eltern kaum zu beeinflussen. Die wichtigsten Umweltfaktoren sind Menge und Qualität der sprachlichen Anregungen. Je mehr Sprache ein Kind hört und je mehr es zum selber Sprechen angeregt wird, umso besser sind seine späteren sprachlichen Fähigkeiten. Dies gilt nicht nur für den normalen Spracherwerb, sondern in gleicher Weise bei Sprachentwicklungsstörungen.

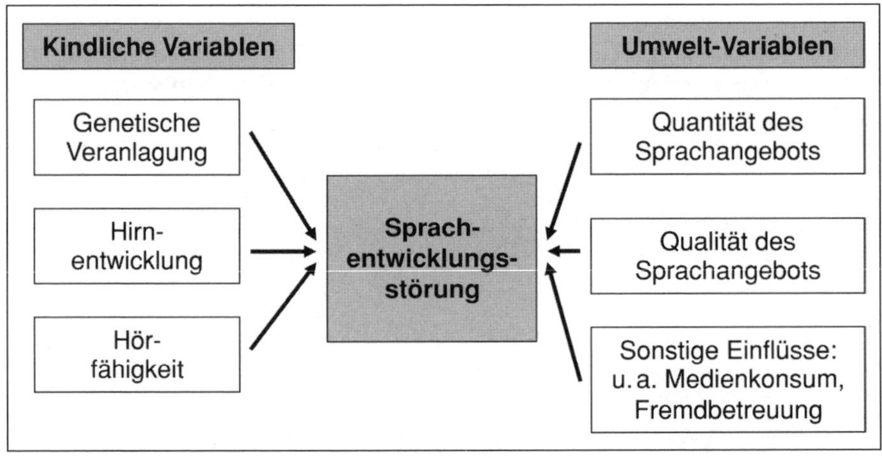

Abbildung 2:
Einflussfaktoren auf die Entstehung einer Sprachentwicklungsstörung

Aber nicht alles, was ein Kind an Sprache hört, ist auch sprachfördernd. Entscheidend ist die Qualität der sprachlichen Angebote. Sprachförderndes Verhalten bedeutet aber nicht, dass Sie mit Ihrem Kind wie im Unterricht üben sollen. Ein sprachförderndes Elternhaus ist eher dadurch gekennzeichnet, dass beim alltäglichen Zusammensein, zum Beispiel während der Mahlzeiten, viel erzählt und über Erlebnisse und Empfindungen gesprochen wird.

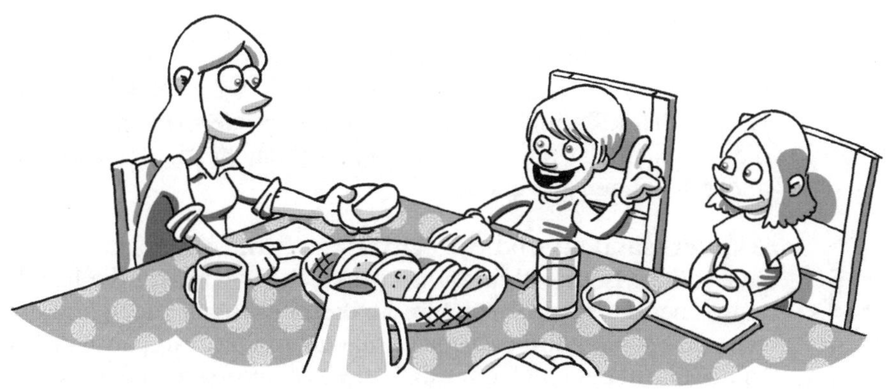

Dabei sollten Sie Ihr Kind in die Gespräche einbeziehen und sich auf dessen Sprachniveau einstellen.

1 **Hörerlebnisse schaffen.** Durch das Hören von Sprache wird das Sprachverständnis und durch eine Anregung zum selbst Sprechen die Fähigkeit zur Sprachproduktion gefördert. Das Sprachverständnis können Sie insbesondere dadurch verbessern, dass Sie alltägliche gemeinsame Beschäftigungen mit Sprache begleiten. So können Sie beim gemeinsamen Spiel alle Gegenstände und Handlungen benennen und beschreiben und beim Anziehen die einzelnen Schritte kommentieren und zum Beispiel sagen: „Und jetzt kommt das Hemd an die Reihe. Heute habe ich dir ein blaues Hemd ausgesucht. Erst gehst du mit dem rechten Arm in den Ärmel und dann mit dem linken …“. Dabei lernt Ihr Kind nicht nur Sprache, sondern auch seine Umwelt und den Zweck einzelner Handlungsschritte besser zu verstehen.

2 **Komplexität der Formulierungen anpassen.** Die *Komplexität Ihrer Formulierungen* sollte Ihr Kind weder unter- noch überfordern. Sie sollten nicht Wortneuschöpfungen Ihres Kindes aufgreifen und in eine „Babysprache“ verfallen oder ständig Verkleinerungs- und Verniedlichungsformen benutzen. Ihre Formulierungen sollten entsprechend dem Alter Ihres Kindes einfach, aber grammatisch korrekt sein. Nur so lernt Ihr Kind, wie Wörter richtig benutzt und ausgesprochen und Sätze korrekt gebildet werden. Am besten ist es, wenn das Niveau Ihrer Sprache geringfügig über dem Sprachentwicklungsstand Ihres Kindes liegt, so dass der nächste

Schritt der Entwicklung angeregt wird. Das richtige Sprachniveau müssen Sie nicht bewusst suchen. Sie benutzen es automatisch, wenn sie ausreichend auf die Reaktionen Ihres Kindes achten. Denn sobald Sie mit Ihrem Kind zu kompliziert sprechen, wird dieses schnell das Interesse verlieren, nicht mehr zuhören und sich anderen Dingen zuwenden.

3 **Aufmerksamkeit und Sprachverständnis.** Voraussetzung für tatsächliche Lernfortschritte ist, dass sich Ihr Kind für die Handlung, über die gesprochen wird, in diesem Moment auch interessiert und seine Aufmerksamkeit darauf richtet. Ein pausenloses Einreden auf ein Kind, ohne dass dieses einbezogen und auf seine Reaktionen eingegangen wird, ist kaum entwicklungsfördernd. Auch häufiges Fernsehen trägt nicht zu einer Verbesserung des Sprachverständnisses bei. Fernsehdialoge sind nicht ausreichend auf das Sprachniveau eines Kindes abgestimmt und in den meisten Fällen viel zu schnell, als dass ein Kind den sprachlichen Informationen folgen könnte. Nur wenn Sie sich gemeinsam mit Ihrem Kind eine Fernsehsendung anschauen, mit ihm darüber sprechen und es zu einer Auseinandersetzung mit dem Geschehen anregen, ist Fernsehen für seine Entwicklung förderlich. Weitere Hinweise zur Anregung des Sprachverständnisses finden Sie in Tabelle 4.

Tabelle 4:
Möglichkeiten zur Förderung des Sprachverständnisses

Erhöhung der Menge des Sprachangebots durch	– Begleitung der eigenen Tätigkeiten und die des Kindes mit Sprache – Regelmäßiges Erzählen und Vorlesen von Geschichten – Sprechen über eigene Gefühle und die des Kindes, damit das Kind lernt, seine Gefühle verständlich zu äußern
Erleichterung der Entschlüsselung von Sprache durch	– Langsames und deutliches Sprechen – Betonung der wichtigen Wörter – Kurze Pausen nach jeder Information – Ausreichend einfache Formulierungen – Vermeidung von störenden Geräuschen (Ausschalten von Radio und Fernseher, nicht gleichzeitig sprechen) – Ansprechen des Kindes von vorne, damit dieses Mimik und Mundbewegungen beobachten kann – Vermehrte Nutzung der Körpersprache (Mimik, Gestik)

4 **Zum Sprechen anregen.** Für die Sprachentwicklung ist nicht nur wichtig, dass Ihr Kind viel Sprache hört, sondern insbesondere, dass es selbst viel spricht. So kann es das Gelernte erproben und erfährt aus Ihren Reaktionen, ob es die Bedeutung eines Wortes oder eine grammatische Regel zur Veränderung eines Wortes oder zur Bildung eines Satzes richtig verstanden hat. Wichtig ist nicht, dass Ihr Kind immer fehlerfrei redet, sondern dass es viel spricht und dass es über das Gesagte eine Rückmeldung in einer Art erhält, die zu weiterem Sprechen ermutigt.

Eine *Anregung zum Sprechen* erfolgt am besten im alltäglichen Beisammensein und nicht in speziellen „Übungsstunden". Ihr Kind wird dabei erleben, dass sprachliche Kommunikation Freude macht und dass Sprache nützlich ist. In ungezwungenen Interaktionen merkt Ihr Kind, dass es seine Wünsche am besten über Sprache ausdrücken und Gefühle mitteilen kann und dass es auf diese Weise Aufmerksamkeit und Zuwendung erhält. Wenn Sie Ihrem Kind etwas erzählen, ist es wichtig, auf dessen Reaktionen zu achten und sobald es sich selbst äußern möchte, ihm durch eine Pause dazu die Möglichkeit zu geben, Durch Was-, Wie- und Warum-Fragen können Sie Ihr Kind zu einer aktiven Beteiligung am Gespräch ermuntern. Auf solch offene Fragen kann es nicht nur mit „ja" oder „nein" antworten, sondern wird angeregt, sich ausführlicher mitzuteilen. Beim Erzählen und Vorlesen bietet es sich an, zwischendurch über das Geschehen zu sprechen und Bilder gemeinsam anzusehen und zu kommentieren.

Möglichkeiten zur Sprachanregung

- Nutzung von Essens-, Spiel- und sonstigen Alltagssituationen zu Gesprächen.
- Stellen offener Frage, auf die nicht nur mit „ja" oder „nein" zu antworten ist.
- Dem Kind ausreichend Zeit zum Antworten geben.
- Das Kind nicht unterbrechen und bei Pausen nicht den Satz selbst fortsetzen.
- Antworten und Äußerungen des Kindes zur Fortführung des Gesprächs aufgreifen.

- Vorlesen mit Gesprächen über die Geschichte verbinden (dialogisches Vorlesen).
- Gemeinsames Singen.
- Reim- und Sprachspiele.

5 **Sprachhemmende Reaktionen vermeiden.** Manche, auch gut gemeinte Reaktionen von Gesprächspartnern können sprachhemmend wirken und ein Gespräch abbrechen lassen. Wenn jemand einem Kind sagt: „Aber das heißt doch ‚Papa ist Auto gefahren' und nicht ‚Papa Auto fahrt'. Sag das noch einmal richtig", dann ist zu erwarten, dass sich das Kind abwendet und schweigt. In Gesprächen mit Ihrem Kind sollten Sie deshalb vorwiegend den Inhalt und nicht die Form beachten. Sie sollten wirklich zuhören und sich nicht auf eine andere Tätigkeit konzentrieren. Durch Nachfragen können Sie zudem deutlich machen, dass Sie sich für das Gehörte interessieren. In Tabelle 5 sind Beispiele für sprachfördernde und sprachhemmende Reaktionen einander gegenübergestellt.

Tabelle 5:
Sprachfördernde und sprachhemmende Reaktionen

So fördern Sie ein Gespräch	Dies hemmt ein Gespräch
– Interesse zeigen	– Ungeduld und unzureichendes Zuhören
– Beachtung des Inhalts	– Beachtung der Sprachform
– positive Rückmeldung	– kritische Bemerkungen und Verbesserungen
– Aufgreifen der Äußerungen in korrekter Form	– Aufforderung zum richtigen Wiederholen
– Hat Ihr Kind Sie nicht verstanden: Wiederholung in vereinfachter und leicht veränderter Form	– ausführliche zusätzliche Erläuterungen
– Haben Sie selbst nicht verstanden: Sagen, was Sie verstanden haben	– Aufforderung zur Wiederholung

Sprachanregung bei Sprachauffälligkeiten. Alle diese Hinweise bieten nicht nur Möglichkeiten für eine Sprachanregung bei einer unauffälligen Sprachentwicklung, sondern gelten in gleicher Weise bei Sprachauffälligkeiten. Im Unterschied zur Sprachanregung bei einem sprachlich altersgerecht entwickelten Kind, wird man bei einem Kind mit einer Sprachstörung den Schwerpunkt auf den sprachlichen Bereich legen, der einer besonderen Förderung bedarf. Zielstrukturen bei Lautbildungsstörungen wären einzelne Laute, bei einem verminderten Wortschatz die Bedeutung einzelner Wörter und bei einem Dysgrammatismus bestimmte grammatische Regeln. So können Sie zum Bespiel, wenn Ihr Kind über Erlebnisse im Kindergarten berichtet und dabei „Tindertarten“ sagt, dies bestätigend aufgreifen, statt zu korrigieren und wiederholen zu lassen. Sie könnten sagen: „Ja, im Kindergarten habt ihr schön gespielt. Der Kindergarten macht Spaß, weil deine Freunde dort sind. Im Kindergarten sind auch viele tolle Spielsachen …“. Wenn Sie das Wort Kindergarten langsam und deutlich aussprechen und dem Kind die Möglichkeit geben, dabei auf Ihren Mund zu schauen, ohne dass Sie dazu besonders auffordern, wird dies zu einem Lernfortschritt beitragen. Wenn es um eine grammatische Regel geht, dann können Sie den Satz mehrfach aufnehmen, erweitern und leicht verändern. Dadurch hört Ihr Kind, wie entsprechende Sätze richtig lauten müssten, ohne dass Sie auf Fehler hingewiesen haben. Da der Ursprungssatz vom Kind selbst stammt, entspricht er in seiner Komplexität dessen Sprachniveau, ist ausreichend einfach aufgebaut und grammatische Regeln kann es dadurch relativ leicht entschlüsseln.

7 **Störungsbewusstsein – Sprachprobleme offen ansprechen.** Wenn Ihr Kind Sprachauffälligkeiten hat und anfängt, sprachliche Anforderungssituationen zu umgehen oder nur mit einzelnen Wörtern zu antworten, dann sprechen Sie die Sprachprobleme offen an. Machen Sie Ihrem Kind deutlich, dass kein Mensch perfekt ist und jeder in bestimmten Bereichen Stärken und Schwächen hat. Benennen Sie eigene Stärken und Schwächen und die von Personen, die Ihr Kind kennt. Zeigen Sie, dass Sie die Sprachauffälligkeiten nicht für so wichtig halten, auch wenn Sie sich bemühen, bei der Überwindung zu helfen und mit Ihrem Kind zur Sprachtherapie gehen. Vermeiden Sie, Ihr Kind vor anderen bloßzustellen. Machen Sie andere nicht auf die Sprachstörung aufmerksam und sprechen Sie nicht besorgt darüber, wenn Ihr Kind dabei ist.

8 **Umgang mit Hänseleien.** Nicht selten werden Kinder mit Sprachauffälligkeiten von anderen gehänselt. Falls Sie dies bemerken oder Ihr Kind darüber berichtet, dann sollten Sie mit ihm darüber sprechen und gemeinsam überlegen, wie es am besten darauf reagieren kann.

9 **Stottern – hier sind noch weitere Regeln zu beachten.** Wenn Ihr Kind anfängt, Wörter und Satzteile mehrfach zu wiederholen, wie dies im dritten und vierten Lebensjahr häufig der Fall ist, oder wenn es beginnt zu stottern, dann sollten Sie Sprechunterbrechungen möglichst überhören und Ihrem Kind Zeit geben, den Gedanken zu Ende auszusprechen. Wenig hilfreich ist es, wenn Sie den Satz selbst beenden oder Ihr Kind auffordern, nicht so aufgeregt zu sein, ruhig zu atmen und noch einmal von vorne anzufangen. Besser versuchen Sie, gelassen zu bleiben, den Blickkontakt aufrechtzuerhalten und die Sprachauffälligkeit nicht zu dramatisieren. Erwarten Sie auch in anderen Bereichen nicht, dass Ihr Kind alles perfekt macht, und vermindern Sie allgemein Anforderungen und Einschränkungen. Regen Sie Ihr Kind in Phasen flüssigen Sprechens zum Erzählen an und vermeiden Sie, Ihr Kind in Sprechsituationen, die ihm schwerfallen, zum Sprechen aufzufordern. Schwierige Sprechsituationen sind insbesondere Gespräche mit Fremden. Wenn sich Ihr Kind bei Ihnen versteckt und die Situation nur aus der Ferne beobachten möchte, dann fordern Sie es nicht dazu auf, „Guten Tag“ zu sagen oder zu berichten, wie ihm der Kindergarten gefällt.

10 **Ist eine Vorbeugung von Sprech- und Sprachstörungen möglich?** Da Sprache der „Schlüssel zur Welt“ ist und Sprachstörungen die Entwicklungschancen eines Kindes erheblich mindern, stellt sich die Frage, ob nicht durch eine optimale Gestaltung der Entwicklungsbedingungen eine Vorbeugung von Sprech- und Sprachstörungen möglich ist. Derartige Bemühungen waren bisher leider nur eingeschränkt erfolgreich. Eine Vorbeugung gelingt nur, wenn die Sprech- bzw. Sprachstörung durch eine eindeutige Ursache hervorgerufen wird. So kann zum Beispiel die Häufigkeit von Sprachbehinderungen infolge frühkindlicher Hirnschädigungen durch eine optimale Schwangerschafts- und Geburtsbetreuung vermindert werden. Auch eine Früherkennung angeborener Hörstörungen trägt zu einer Vorbeugung von Sprachstörungen bei. Die Häufigkeit von Sprech- und Sprachstörungen, die vorwiegend Ausdruck einer erblichen Veranlagung sind, lässt sich hingegen kaum beeinflussen. Dies betrifft insbesondere umschriebene Sprachentwicklungsstörungen und Stottern. Auch wenn Eltern in der

Förderung und Erziehung alles richtig machen, werden diese Störungsbilder weiterhin auftreten.

11 **Wie wirkt sich Mediennutzung aus?** Viel diskutiert wird die Frage, ob die zunehmende Mediennutzung das Auftreten von Sprachstörungen begünstigt und ob durch eine Reduzierung des Fernsehkonsums deren Häufigkeit vermindern kann. Dabei wird davon ausgegangen, dass Unterhaltungen und Vorlesen durch Fernsehen ersetzt werden und dass die hektische Sprache mancher Fernsehsendungen dazu führt, dass die Kinder nur auf die Bilder achten und Sprache gegenüber einen automatischen Abschaltmechanismus entwickeln. Diese recht einleuchtenden Vermutungen konnten bei Überprüfungen ihrer Richtigkeit aber nur eingeschränkt bestätigt werden. Ein negativer Einfluss eines geringen oder mäßigen Fernsehkonsums wurde nicht gefunden. Wenn aber Kinder einen Fernseher in ihrem Zimmer haben und intensiv und ungesteuert fernsehen können, dann hemmt dies die Sprachentwicklung und führt zu schlechteren Lese- und Schulleistungen. Ein ausgedienter Fernseher sollte deshalb weggegeben und nicht ins Kinderzimmer gestellt werden.

12 **Welchen Einfluss hat eine Krippenbetreuung auf die Sprachentwicklung?** Manche Eltern stehen vor der Frage, ob sich eine frühe Krippenbetreuung negativ auf die Sprachentwicklung ihres Kindes auswirken wird. In einer groß anlegten Studie in den USA wurde der Einfluss einer Fremdbetreuung auf die Entwicklung der Kinder bis zum Alter von 15 Jahren verfolgt. Dabei hat sich gezeigt, dass der Einfluss des Elternhauses auf den Spracherwerb deutlich höher als derjenige der Krippe ist. Welchen Einfluss ein Krippenbesuch auf die Sprachentwicklung hat, ist zudem von der Qualität der Krippenbetreuung abhängig und nicht davon, wie früh und wie lange die Einrichtung besucht wird. Wenn Sie Ihr Kind frühzeitig in eine Krippe geben, müssen Sie sich also keine Sorge um seine Sprachentwicklung machen. Allerdings ist Voraussetzung, dass Sie sich außerhalb der Krippenzeiten ausreichend Zeit für Ihr Kind nehmen können und dass sich in der Krippe die Erzieherinnen um die Kinder kümmern können und dort eine ausreichende Förderung erfolgt.

11 Gibt es noch weitere Hilfen?

Hat ein Kind eine sehr ausgeprägte Sprachstörung und gelingt eine Integration in eine Regeleinrichtung nur unzureichend, dann sollte der Besuch eines *Sprachheilkindergartens* oder eines *Integrationskindergartens* in Erwägung gezogen werden. Durch kleine Gruppen, einen besseren Betreuungsschlüssel und eine spezielle Weiterbildung der Erzieherinnen sind besondere Förderbedingungen gegeben und die Kinder fühlen sich akzeptierter. Gleiches gilt für *Sprachheilschulen,* die Grundschulkinder für einige Jahre besuchen können, bis sich die Sprachstörung gebessert hat und ein Besuch einer Regelschule möglich ist.

Wenn Ihr Kind stottert, kann die Teilnahme an Veranstaltungen einer Stotterer-Selbsthilfegruppe unterstützend sein (Homepage der Bundesvereinigung: http://www.bvss.de). Die umfangreichen Angebote richten sich nicht nur an Betroffene und deren Angehörige, sondern auch an Erzieher und Lehrer.

Neben der klassischen Sprachtherapie gibt es zur Behandlung von Kindern mit Sprech- und Sprachstörungen eine Vielzahl von alternativen Behandlungsangeboten (genauere Beschreibung bei v. Suchodoletz, 2006). Obwohl diese sehr umstritten sind, treffen sie auf eine hohe Akzeptanz und werden nicht nur bei Sprachauffälligkeiten, sondern bei zahlreichen weiteren Störungen häufig eingesetzt (vgl. Kasten).

Einige alternative Therapieansätze zur Behandlung von Kindern mit Sprachentwicklungsstörungen

- Tomatis-Therapie
- Anthroposophische Sprachgestaltung
- Training der Seitigkeit (Händigkeits- und Ohrigkeitstraining)
- Training der Hemisphärenkoordination (Lateraltraining, Audio-Video-Trainer, Edu-Kinestetik)
- Körperorientierte Verfahren (Osteopathie, Spiraldynamik, Therapie eines KISS/KIDD-Syndroms)
- Sensomotorische Therapieansätze (Therapie nach Doman und Delakato, Neurofunktionelle Reorganisation nach Padovan, HANDLE-Therapie, Neurophysiologische Entwicklungsförderung)
- Therapien mit Substanzen (Homöopathie, Bachblütentherapie, orthomolekulare Therapie)
- Diäten (Oligo-antigen, gluten- und kaseinfrei, phosphatarm)

Alternative Methoden gehen von ganz unterschiedlichen Annahmen über die Ursachen von Sprach- und sonstigen Entwicklungsstörungen aus und entsprechend vielfältig ist die Therapiegestaltung. Die umfangreichen Theoriegebäude, mit denen das jeweilige Vorgehen begründet wird, entsprechen allerdings nicht dem gegenwärtigen Wissensstand. Bei Überprüfungen der Wirksamkeit konnten bislang keine Effekte nachgewiesen werden, die über Veränderungen, die durch eine einfühlsame Zuwendung zu erreichen sind, hinausgehen. Aus diesem Grund werden die Kosten für solche Behandlungen von Krankenkassen in der Regel nicht übernommen.

Anhang

Literatur

Stark-Städele, J. (2008). *Sprechen lernen.* Stuttgart: Urania.

Suchodoletz, W. v. (2006). Alternative Angebote im Überblick. In W. v. Suchodoletz (Hrsg.), *Therapie der Lese-Rechtschreib-Störung (LRS). Traditionelle und alternative Behandlungsmethoden im Überblick* (S. 167–279). Stuttgart: Kohlhammer.

Suchodoletz, W. v. (2007). Prävention umschriebener Sprachentwicklungsstörungen. In W. v. Suchodoletz (Hrsg.), *Prävention von Entwicklungsstörungen* (S. 45–79). Göttingen: Hogrefe.

Suchodoletz, W. v. (2010). Therapie von Sprech- und Sprachentwicklungsstörungen. In W. v. Suchodoletz (Hrsg.), *Therapie von Entwicklungsstörungen. Was wirkt wirklich?* (S. 57–87). Göttingen: Hogrefe.

Suchodoletz, W. v. (2012). *Früherkennung von Sprachentwicklungsstörungen.* Stuttgart: Kohlhammer.

Zimmer, D. (2008). *So kommt der Mensch zur Sprache. Über Spracherwerb, Sprachentstehung und Sprache & Denken.* München: Heyne.

Hilfreiche Adressen

dbl – Deutscher Bundesverband für Logopädie e. V.
Augustinusstraße 11a
50226 Frechen
Deutschland
Tel.: +49 (0) 22 34-37 95 30
http://www.dbl-ev.de

Berufsverband logopädieaustria
Sperrgasse 8–10
1150 Wien
Österreich
Tel.: +43 (0) 1-8 92 93 80
http://www.logopaedieaustria.at

DLV – Deutschschweizer Logopädinnen- und Logopädenverband
Bluntschlisteig 1
8002 Zürich
Schweiz
Tel.: +41 (0) 44-3 50 24 84
http://www.logopaedie.ch

Deutsche Gesellschaft für Phoniatrie und Pädaudiologie
Kardinal-von-Galen-Ring 10
48129 Münster
Tel.: +49 (0) 2 51-8 35 68 59
http://www.dgpp.de

Bundesvereinigung Stotterer-Selbsthilfe e. V.
Informations- und Beratungsstelle
Zülpicher Straße 58
50674 Köln
Tel.: +49 (0)2 21-1 39 11 06
http://www.bvss.de

Buchtipps

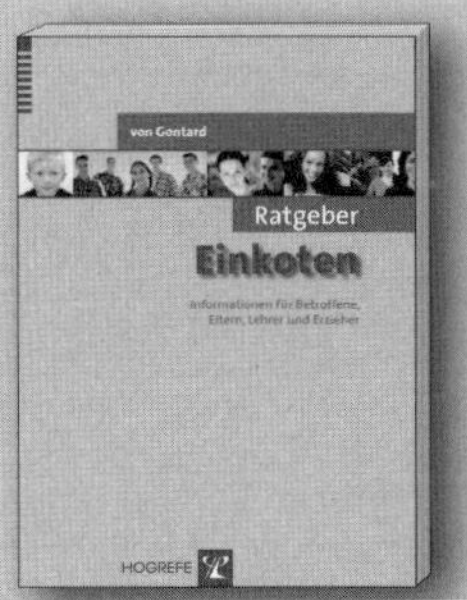

Gunter Groen · Wolfgang Ihle · Maria Elisabeth Ahle
Franz Petermann

Ratgeber Traurigkeit, Rückzug, Depression

Informationen für Betroffene, Eltern, Lehrer und Erzieher

(Reihe: »Ratgeber Kinder- und Jugendpsychotherapie«, Band 16). 2012, 61 Seiten, Kleinformat,
€ 8,95 / CHF 13,50
■ ISBN 978-3-8017-2382-8
E-Book € 7,99 / CHF 11,99

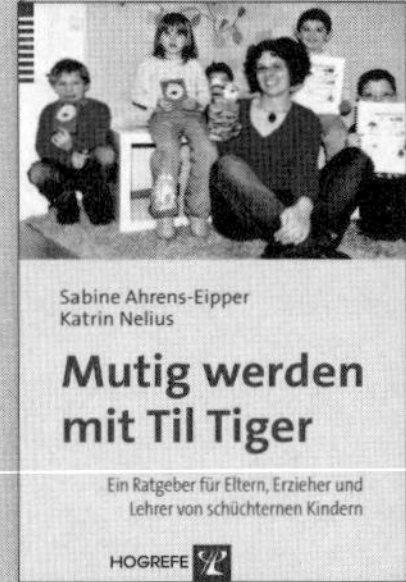

Sabine Ahrens-Eipper · Katrin Nelius

Mutig werden mit Til Tiger

Ein Ratgeber für Eltern, Erzieher und Lehrer von schüchternen Kindern

2009, 122 Seiten, Kleinformat,
€ 14,95 / CHF 21,90
■ ISBN 978-3-8017-2202-9
E-Book € 12,99 / CHF 17,99

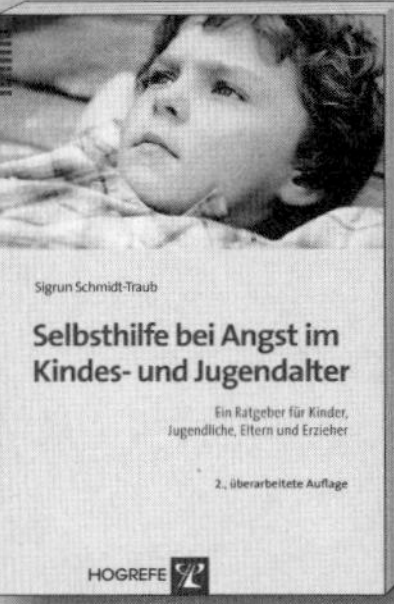

Sigrun Schmidt-Traub

Selbsthilfe bei Angst im Kindes- und Jugendalter

Ein Ratgeber für Kinder, Jugendliche, Eltern und Erzieher

2., überarbeitete Auflage 2010,
142 Seiten, Kleinformat,
€ 16,95 / CHF 24,90
■ ISBN 978-3-8017-2340-8
E-Book € 14,99 / CHF 20,99

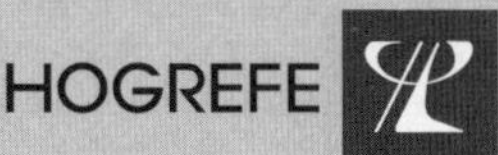